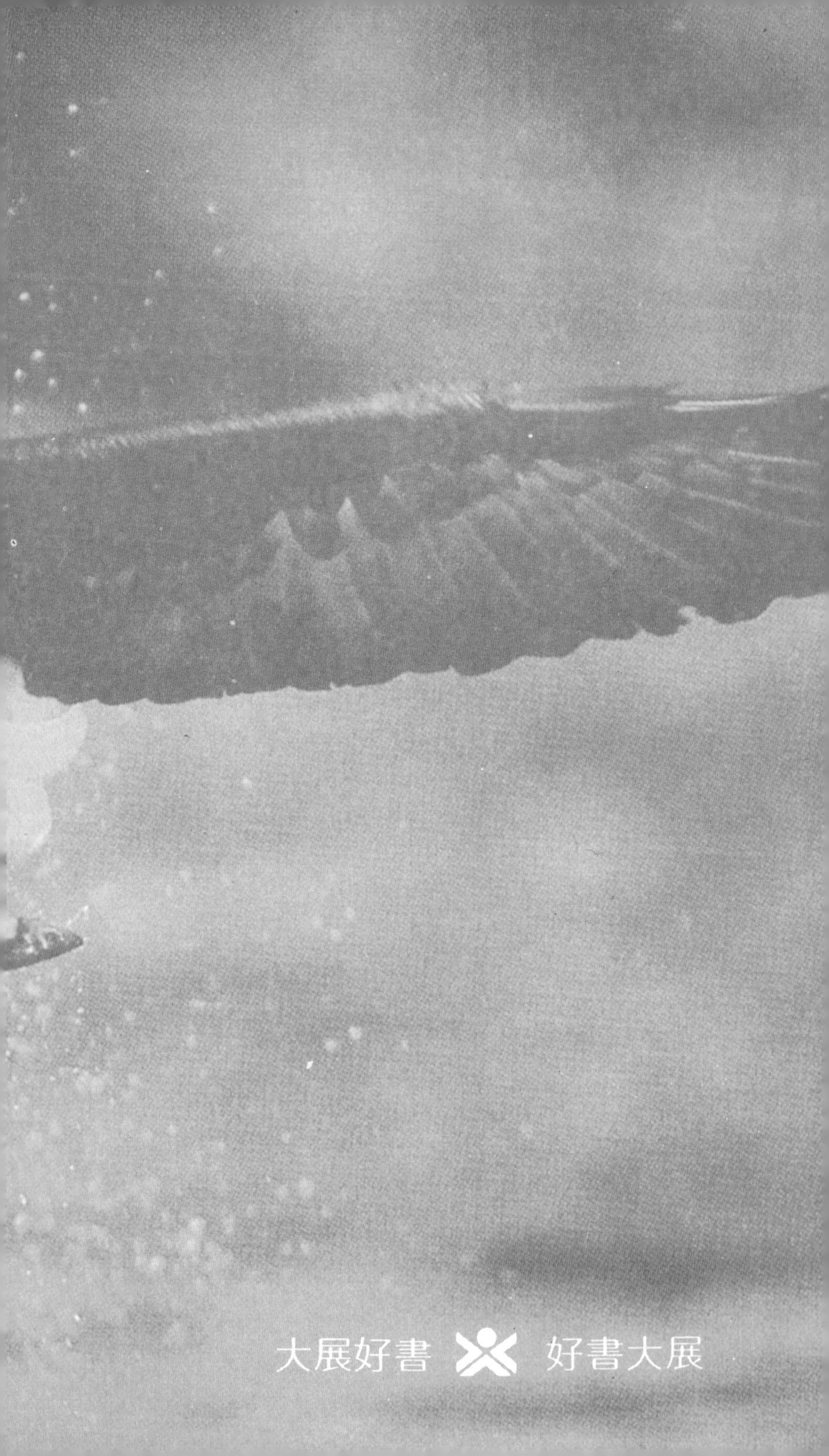
大展好書 好書大展

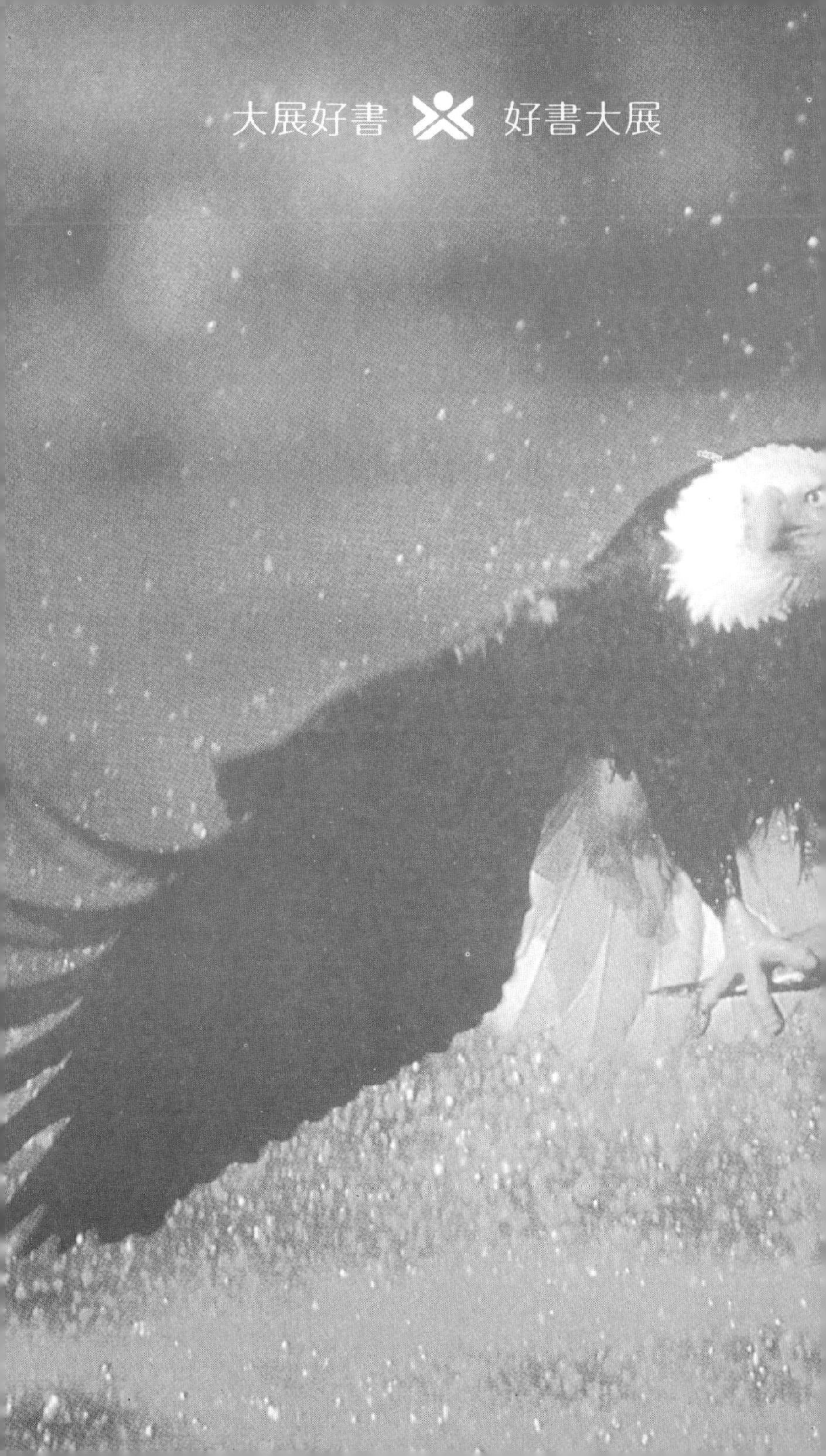
大展好書 好書大展

醫藥與生活（二）

藥學博士
鄭炳全／著

89
健康天地

代序

「醫藥與生活」，顧名思義，它強調了我們日常生活與醫藥息息相關。本書作者把日常生活中，我們必須具備的醫藥常識，用輕鬆自然的語氣，記敘於生活中，點點滴滴介紹給讀者。讓讀者體會到想要有健康的身心，每個人必須具備豐富的醫藥常識，更重要的是把它運用在日常生活中。也就是說：我們的健康取決於平常生活中能否正確運用「醫藥常識」，運用得宜，我們的身心肯定會健康。

每當我讀完鄭博士的文章，心中不禁沾沾自喜。因為我吸收了很多醫藥知識，而且馬上可以運用到生活中。譬如：「幽門螺旋桿菌」篇，得知胃病是一種傳染病，所以在家中或餐館吃飯，必須厲行「公筷母匙」。

「台灣是吃藥王國？」我知道適用於某甲的藥，不一定適用於某乙。因為每個人體質不同，用藥也不同。因此，吃藥（包括健康食品）一定要經過醫師與藥師的正確指示，才可服用。

「紫錐菊」、「小紅莓」篇，作者拋磚引玉，強調自然界中有許多藥用植物，可當蔬菜或茶食用。「紫錐菊」有抗感染效用，因為它能提高身體的免疫力，來消除體內的病毒或病菌。「小紅莓」對尿道感染的病有益。它有改變尿道酸鹼度及病菌不易附著尿道粘膜的藥理作用，藉以消滅細菌或預防尿路的細菌感染。

「銅牌也很好」我領悟到，做每件事，只要盡力而為，不要得失心太重。否則只會給自己添加壓力，帶來生活上的緊張與不輕鬆，心中常常不高興。許多疾病像高血壓、心臟病、失眠症、精神神經官能症等，都是患者在日常生活中不能經常保持歡喜心所致。

此外，作者常用自己的生活輕驗，敘述在文章中，把醫藥篇活潑化、生活篇親切化。讓讀者有閱讀不倦的感覺。

這本書深入淺出，人人看得懂。所謂開卷有益，只要我們常常閱讀，其吸收的知識馬上在日常生活中派上用場。這是一本很實惠的書。

藥師　林婉生

自序

從一九九三年開始每星期寫一篇「葫蘆週記」，到現在已經五年多了，除了在「醫藥生活」周刊刊登之外，新亞週報、台灣公論報也同時刊登，竟然擁有一些讀者，幾乎每篇文章都收到讀者的反應，有的人客氣褒獎一番，有的人想知道詳細一點，有的人有不同的意見。

大多數讀者都有同感，就是我的文章題材廣泛，無所不談。

這跟我的藥局生活有關，美國的藥局就像雜貨店或百貨公司，進進出出的人也各色各樣，所以下筆題材就很雜，有很多題目是應客人的要求寫的。

第一本單行本收集五十篇文章，一年之內在「十全藥局」就賣掉五百本，因而有接二連三的勇氣，第二本全部是藥草及健康食品，第三本跟第一本一樣分醫藥篇及生活篇，收集約八十篇，委託大展出版社印行。

本書承鄭文正牙醫師及林婉生藥師學姐校對，她還寫一篇讀後感代序，在此致謝。也感謝新亞週報黃樹人先生的協助電腦編排。

謹以此書獻給台灣島所有的鄉親。

鄭炳全

一九九八年五月八日

於南加州小台北

十全藥局

目錄

第二篇 生活篇

第一篇

醫藥篇

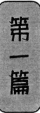

劑量 Dosage

青草藥的份量是抓一把、兩把，中藥材的劑量則以一兩或一錢為單位，煎湯要喝時以一碗或半碗為度量，相當大的伸縮範圍，中藥科學製劑以粉末顆粒為主，每次用量一小匙或十粒不等，因人而異，因症而異。

現代藥品的劑量也是令人眼花撩亂，除了以公克 gm、毫克 mg、微克 mcg 表示固體錠劑劑量外，液劑以毫升 ml 或 cc 為主，用幾滴 drops，幾個滴管 droperful，茶匙 teaspoonful，湯匙 tablespoonful 等來方便服藥，如不小心，常會導致過量或劑量不足。

先從眼藥水談起，一般是每毫升 ml 約二十滴，眼藥水一瓶五毫升，應當有一百滴的份量，十五毫升就有三百滴，如果每天二次，每次一滴，單眼或雙眼，一瓶夠用幾天應該算得出來。點過多並不會快一點好，有時反而有害。

治療或預防氣喘的噴吸劑，每次劑量是以微克 mcg，即百萬分之一公克來計算，要明白正確的使用方法，如果要噴吸第二次，至少要間隔一分鐘，鼻腔噴吸劑也是一樣，連續噴兩、三次，只是浪費藥品。最近有一種電子儀表叫「Doser」，附在噴吸劑末端，可以幫患者計算已經噴幾次，還剩下幾次。

內服的藥水最好是用量筒，一茶匙是五 ml，半茶匙是二．五 ml，一湯匙是十五 ml 等等。藥局都有精巧設計的量筒，比量杯或茶匙來得準。藥局在調劑小孩用抗生素液劑時，也要量多少 ml 的水加入抗生素粉劑，再混搖均勻。

美國的舊英制有時還用到，大略換算如下：30ml=1 oz(ounce)，16oz=1pint，1pint=1/2quart，8pint=1 gallon，如果是固體，像軟膏 28gm=1 oz，16oz=1 lb(pound)。譬如咳藥水八 oz 就是二四○ml，每次喝十 ml 的話，夠二十四次。

現時原裝液劑的滴管都有 ml 的刻度，比籠統的半滴管，一滴管來得準確，如果滴管是○．五 ml，要吸三次才達一．五 ml。

膠囊和錠劑都用毫克 mg 來標示劑量，從○．○一 mg 到一○○○mg 一粒都有可能，像甲狀腺素 L-thyroexine 劑量分得很精密，從○．○二五 mg、○．○五 mg、○．○七五 mg、○．○八八 mg……，一直到○．三 mg，形狀大小都一樣，只是顏色及錠劑上的字號不同。有的一粒的劑量很小，但是加上賦形劑，使成為易拿的粒狀，如 Rocaltrol，每粒軟膠囊只含〇．二五 mcg 微克。有的健康食品或綜合維他命一粒的重量超過二〇〇〇mg，讓人吞不下，望之卻步。

舊英制 1grain=65mg，即一顆麥粒的重量，如是 5gr=325mg，像 aspirin、Tylenol 的劑量三二五 mg 是這樣來的，也有一半一六〇mg，四分之一八十一 mg 的劑量，或二倍 10gr=650mg。

同樣一種藥品，劑量不同，如十 mg、二十 mg、四十 mg，應該價格相差很多才對，但是不少藥廠的訂價卻很接近，甚至一樣，像 Hytrin 一 mg、二 mg、五 mg，價錢都一樣，通常這種劑型（圓膠囊、圓錠粒）讓你不易分割一半、不易省錢。有幾種藥品在體內蓄積時間超過半天或一天，也可以用較高劑量而減少服用次數。例如 Claritin-C 十二 hour 是早晚各服一粒，Clanitin-D 24hour 每日一粒。

那種藥劑量最低？應該是寬心劑或安慰劑 placebo，它的有效成分是零，通常用於臨床藥理試驗，當對照組，主試者及受試者都不知道藥粒是否含主藥。寬心劑的藥效通常二〇%，如果是你花不少錢去買來的健康食品，配合說明書上指示的用法（通常附帶作息飲食注意事項），那麼效果往往達五〇%甚至更高。

你沒吃過的藥，尤其是新藥，不一定對你合適，醫生常會拿樣品讓你試試看，不幸的是藥廠的樣品往往是選較高劑量。一般家庭醫師開的劑量較輕，專科醫師才下重藥。

譬如感冒，可能你工作太累了，或沒睡飽而咳不停。是藥品的副作用嗎？吸煙或是過敏？或是氣喘症？診斷正確最重要，用最新最強的抗生素　並不見得有效。

劑型

民間青草藥材以及傳統的中藥，劑型比較簡單，除了丸膏丹散外，大半是煮湯喝，也就是煎劑，在這裡煎是有濃縮抽取的意思。涼茶也是先煮，再過濾置冷，但是通常沒有濃縮。中藥也有做成條子，即肛門栓劑，外用有貼敷或洗劑、薰劑。如用酒去泡浸，就成為藥酒或藥洗。

現代藥品，經過一百年來的研發，劑型可以說無奇不有，針劑、口服、外用，種類繁多，現就一般藥局經常接觸的逐項介紹如下：

(1)錠劑、片劑 Tablets, Pills

美國藥品不管是那一家生產的，錠劑上面都有字號，如是原廠有時還印廠名及藥品名，而且形狀顏色各異，較易識別。如無字號，很可能是健康食品或其他國家的藥品。

有的錠劑當中有凹下的刻痕，方便剝一半，如果是長效性慢慢分解吸收的錠劑，或外加腸衣的錠劑，最好不要切一半服用，以免失去原來設計的意義，影響治療效果。

以前普通牌 generic 可以模仿原廠牌的形狀及顏色，現在不可以了，仿得太接近時，原廠會提出抗議，逼普通廠改換顏色及形狀。有時原廠也會在專利期（約十七年）將滿之前改錠劑成特殊形狀，如心形、鏤空、五角形、四方形等等，甚至改成軟膠囊，有的患者不瞭解，拼命找不再生產的舊形錠劑，實在可憐。

雖然看來很普通的藥片，為了控制在胃液中溶解的速度，要快、要慢，都有精心設計，以求血中濃度穩定。近幾年每家藥廠熱中發展長效型的製劑，每天只需服一次，來提高藥價，方便是方便，有些腸胃較差的人，整粒原封不動大便排出，真是白費功夫。有的雖然整粒排出，但裡的藥已釋出被吸收了。

有些錠劑是可咬碎的 chewable、像維他命C，有的是含片 lozenge，像喉糖，有的是舌下片 sublingual，像硝化甘油救心片。有的藥粒實在太小了，用手指拿都不易拿起來，有的藥粒又重又大，像是要你吞一兩銀，很難下嚥，消費者可以向藥師、醫師及藥廠反應。

(2)膠囊 Capsules，軟膠囊 Gelcaps

近幾年軟膠囊很發達，有的透明像維他命E、魚肝油丸、魚油粒。有的像珍珠瑪瑙或綠寶石，裡面裝液體或油質藥品，表面非常光滑，容易吞服。

一般膠囊係用動物膠 gelatin 做原料，竟然也有素食的顧客拒絕服用，都忘記他是穿皮鞋走進來的。膠囊裡邊裝藥粉或顆粒劑 granule，這些顆粒也是暗藏玄機，各有妙算，大半是長效型設計。如不能吞服的小孩、老人或裝胃管的人，可以打開膠囊，將細小顆粒灑在食物或飲料內，容易吃或灌。

膠囊的色彩比錠劑鮮明，而且花樣百出。通常是上下兩半顏色各異，而且不能跟別家藥廠同顏色，像同樣的 ampicillin, amoxicillin，幾十家的同劑量藥品都不同顏色，較保守或不識字的患者，一定要那種一頭紅一頭粉紅的，有時也要特別花點功夫訂給他，幸好，九五％的顧客都相信藥局的解釋，免得同樣藥品要訂幾十家不同顏色的膠囊。藥局也有賣空膠囊，方便你裝中藥粉。

吞服膠囊製劑時，要先喝一點水，溼潤口腔喉嚨，再喝一大口，將膠囊送下胃裡，以免膠囊黏在喉嚨或食道。

(3)液劑（糖漿、溶液、乳液）Liquid (Syrup, Solution, Suspension)

咳嗽糖漿是常見的液劑，如果置放冰箱，蔗糖結晶會沈澱在底部，沒關係還可以用。糖漿置於室溫，一兩年不會變質。由於糖尿病的人越來越多，一些咳嗽糖漿都改用糖精，而不加蔗糖。近來咳嗽糖漿亦有些被軟膠囊取代。

糖漿跟溶液是透明的，乳液就混濁有時還會沈澱，像胃乳液，或小孩的抗生素乳液，只要你看到 Suspension，就要先搖勻，才倒出來。液劑的好處是容易精確的量出份量，而且作用快，可惜有些人打開瓶子，就仰頭喝一口，往往過量。

近幾年，小孩退燒止痛的藥水，像 Advil, Motrin 都以乳液問世，Tylenol 也跟著把糖漿溶液改成乳液，成分藥效完全一樣，有位媽媽每次來都要求以前的劑型，她不肯接受新的乳液，認為差一點（有可能沒那麼快吸收，作用時間慢，但是藥效時間長，血中濃度較均勻）。

有些液劑是滴耳、滴鼻、滴眼用的，另外再談。有的是漱口水，或外用灌洗的。像雙氧水不但可以清洗傷口，而且用水稀釋一半還可當消毒漂白的漱口水。通常漱口用的液劑，不小心吞下一口是沒關係的。治口腔潰瘍的 nystatin 乳液，則是含在口中一兩分鐘，然後再吞下去。

另外有一種叫酊劑 elixir 的液劑，它含五%以上的酒精，尤其是治感冒咳嗽的藥水，有的酒精含量超過二○%，原來酒精也是很好的鎮咳藥。有的小孩喝了酊劑，整個臉紅起來，昏昏欲睡，可能是酒精的關係。

有一種強力的止咳乳液，用樹脂高分子將主成分吸附，在小腸中慢慢的釋出，叫 Pennkinetic Suspension，這種長效性的液劑較少見。

(4) 外用液劑

①酊劑 Tincture，藥物溶於酒精做成的外用擦洗劑，如碘酒。

②乳劑 Lotions，為含不溶性藥物之水懸浮液，專供皮膚外用。

③噴霧劑 Sprays，藥物溶於水中或酒精中，以噴霧器噴於患部以止癢止痛、消毒，亦用於噴鼻孔或喉嚨。

④含漱劑 Gargles，消毒漱口用於牙周病、結齒石、口臭等。

⑤灌腸劑 Enema，通便、清洗直腸以利檢查，如甘油灌腸劑。

⑥洗眼劑 Eye Washes，除了洗出異物外亦有隱形眼鏡洗液，大半以生理食鹽水為主。

⑦冒泡劑 Effervescents，在一杯水中放入一大粒會冒泡清潔的藥片，以清洗假牙，也有冒泡劑用於補充鉀鹽及治綜合感冒的內服藥。

⑧油劑 Oils，用於乾性皮膚的濕潤，如 Olive Oil, Baby Oil。

⑨水劑 Waters，溶液 Solutions，像化妝水 Rose Water 及各種溶液。

(5)外用固狀製劑

①乳膏 Creams，許多類固醇、抗生素以乳膏面霜的劑型便於擦皮膚，擦好後，不會像軟膏那樣粘粘的，裝於圓罐或牙膏管。

②軟膏 Ointments，同樣含○．一%的成分，軟膏對皮膚的滲透比乳膏強，也就是作用時間短，適宜乾性皮膚。乳膏外狀白色，軟膏是半透明。

③凝膠 Gel，新近許多治青春痘製劑以透明的凝膠裝在牙膏管中，藥效可能比溶液及乳膏強。

④栓劑 Suppositories，栓劑又稱塞劑、坐劑為具有特殊形狀的蠟狀製劑，塞入人體孔道，藉體溫使之軟化溶解，以利粘膜吸收主藥，達到治療效果，一般為陰道及肛門栓劑，尿道栓劑較少，最近有一種可助勃起的尿道栓劑 Muse，較特殊。栓劑有的需存放水箱，有的不需要。

⑤膏布 Plasters，以前的硬膏劑，現在都改進成軟性的膏布，如 Salonpas。

⑥透膚貼片 Transderms，越來越多的藥品採用新形的透膚貼片，藥量小、作用時間長，像女性荷爾蒙、預防狹心症及戒煙等，頗受歡迎。

⑦軟膠囊 Soft Capsules, Gelcaps，有一些含維他命E的化妝品，用軟膠囊（太空包）包裝，使用前剪開，擠出塗於臉部。

⑧粉劑 Powders，像痱子粉 Baby Powders 及抗生素粉。

(6)眼藥及耳鼻喉科用藥

①眼藥水 Ophthalmic Solution or Suspension，依主藥的性質，眼藥水經常製成透明的溶液或混濁的懸浮液，通常設計每次滴一滴的塑膠小瓶，少數需要存放冰箱。如是懸浮液，用前要搖勻再滴眼。打開後，超過六個月就不要再使用，雖然大部份都有加防腐劑或安定劑。

②眼藥膏 Eye Ointment，眼藥膏通常擠出一公分長，置於下眼瞼內，再閉眼數秒鐘，好處是比眼藥水藥效時間長，有時醫生會叫你用眼藥膏擦眼皮或鼻孔。

③鼻吸劑 Nasal Inhalers，噴鼻 Nasal Spray，滴鼻 Nasal Drop 等，其目的將藥

物經由鼻腔黏膜吸收，最常用的是治療鼻塞鼻過敏的藥物，亦有高分子的荷爾蒙可經鼻腔進入人體，效果和注射一樣。

④氣喘噴吸劑 Inhalers，目的是利用噴霧器將藥物吸入氣管，來預防或治療氣喘，有各種不同的噴嘴及機器，讓小孩或體弱的病患易定量吸入。

⑤耳滴 Ear Drops，耳滴的種類較少，只限於消炎、殺菌或清除耳屎，有時醫師用眼藥水來滴耳。

(7)針劑、注射劑(Injection)

大多數用於診所或醫院，如防疫針，治療或營養補充的注射及點滴 Infusion。患者在家自己打針的，最普遍是胰島素 Insulins，干擾素 Interferones 等，這些針劑要存放在冰箱，但是不可冷凍，以免降低或破壞藥效。

針劑的好處是劑量低，藥效直接快速。許多藥物不能經腸胃吸收，必須打針，譬如有一種助勃起的針劑，要打在陰莖的海棉體才有效。

(8)單一劑型(Unit Dose)

近二十年來，每家大藥廠都發展獨特的製劑，尤其是單一劑型，錠劑、膠囊的鋁箔紙包裝到用一次就丟的針劑，目的是節省藥品，方便施藥，避免感染、污染等，像避孕藥丸就設計讓你每天服一粒，不會失誤且方便攜帶的包裝。

有的藥局也有單一劑形的包裝機器，尤其在大醫院或療養院，容易控制藥品的使用量，一般藥局有賣 Pill Organizer 藥粒排列盒，有簡單的小盒，也有每天分四次一星期用藥的大盒，可以比較準時服藥。

為什麼會上癮？

煙草公司堅稱吸煙是習慣上的嗜好，並非像海洛英、可卡因等毒品那樣上癮。其實煙草、茶葉和鴉片一樣，都是天然藥物，其中含多量的成分，對腦神經有各種興奮、鎮靜和止痛等作用。

如果每天吸煙的人，有一天沒錢買煙，他會走去人多的地方借支煙或尋找煙蒂，因為突然不吸煙，感覺非常不舒服，也就是有禁斷現象。

最近美國五大煙草公司中，最小的一家承認香煙會上癮，而且他們自開始就心照不宣。由於許多州衛生局上法院告煙草公司，請求對醫療費用的賠償，藥物食品管理局ＦＤＡ有意將煙草當藥物來管理，就像大麻那樣，大麻葉的主成份ＴＨＣ對大腦有麻醉作用。

有老煙槍也有酒鬼，酒鬼是不可一日無杯中物，酒含各種不同的氣味和不同濃度的酒精，酒精是很好的藥物，可以調情壯膽、止咳止痛、殺菌消毒，又可萃取溶解其他藥物等等作用，當然也會上癮。

近年，也有報告說，酒鬼身上有特別的遺傳基因，導致下一代也會迷上酒精，我想還是和環境的關係比較大。

善良的家庭主婦，相夫教子，兒女都長大搬走了，在家裡空閒寂莫，她料理晚餐時，多放點酒，覺得全身溫暖，夜裡好睡，過兩年，有可能一瓶葡萄酒當晚就喝光了，很明顯的她已經上酒癮了，為什麼會上癮？

腦細胞之間有幾種不同的神經傳遞分子，如 acetylcholine、dopamine、serotonin、norepinephrine 等，來控制調節一個人的情緒、動作和思想，例如近年流行的鎮靜安眠藥 Prozac、Paxil 或 melatonine 就和提高 serotonin 的腦中濃度有關。Sinemet、Eldepryl 或 Symmetrel 則可提高度巴明 dopamine 的腦中濃度，用來治療巴金森症的手抖、動作遲緩、流口水、木訥寡言等症狀。

平常度巴明的濃度在腦細胞中保持一定，不同區域有不同的分泌、轉移及分解。人之所以有七情六慾，可在一分鐘之內隨劇情的發展忽而悲傷流淚，接著馬上就鼓掌歡笑，也是拜度巴明及其他傳遞分子之賜。

一杯下肚，手中一支煙或是灌半杯的冰可樂（和咖啡、茶、巧克力等嗜好料一樣，都含咖啡因），除了氣味令人舒服外，腦中的度巴明馬上增加，讓你有飄飄欲仙，凡事好商量，再來搓四圈，肚子也不餓等種種妙感，這些舒服的妙感是上癮的幕後歌手。

可能有些人天生度巴明分泌不足，時常覺得工作乏味、薪水太少、家庭吵鬧、孩子不乖、度日如年。有一天，他試吸大麻或可卡因覺得混身舒服，回到家，原來妻子那麼賢淑，孩子那麼活潑，他之所以希望再吸大麻或可卡因，很可能只是他願意和平常人一樣，快快樂樂的活著，藉著藥物，使腦中度巴明達到相當高度。這樣上癮的人是否可以用治療巴金森症的藥物來幫助？目前許多醫學中心是相當樂觀的。

腦中的度巴明是歡樂之泉，是獎賞系統重要的一環，孩子太頑皮，你叫他乖一點，他聽話然後你賞給他糖果，他腦中的度巴明上升，他笑了，他覺得你愛他，愛也是會上癮的，尤其是性愛的活動。

每一種會上癮的毒品，分別作用在腦神經特別的組織，有的增加度巴明的分泌，或抑制分解度巴明的酵素，結果都是增加度巴明的腦中濃度，延長度巴明腦中停留的時間。吸毒品是否可減輕巴金森症狀，我想是值得研究的。

毒品之所以毒，除了上癮之外，還有耐藥性，也就是報酬漸減的效應，要達到度巴明的一定濃度，必須逐漸加重毒品的藥量，而且很難戒掉，因為有的腦細胞與毒品幾度春風之後，即使過了幾年甚至十幾年都還難以忘懷。會吸煙的小孩，較易嘗試各種毒品，以尋求不同的獎賞，去提高度巴明的濃度。

用針灸來戒毒目前是最佳方法之一，可能針對穴道，亦可提高腦中度巴明的濃度，而有取代毒品的作用。希望有頭腦的政府，可以撥較多的經費，讓科學家研究腦神經與毒品、嗜好料的關係，以期對人性的弱點的醫治，有突破性的進展。

香煙和大麻

美國雖然沒有禁煙節，卻有許多提倡禁煙的團體，約定每年十一月二十一日或第三個星期四請每一位癮君子戒煙一天，這一天也可算是美國式的禁煙節吧，不是阿片煙，而是戒香煙。（有興趣者請電 1-800-ACS-2345 或 www.cancer.org.美國癌症協會）

煙草原產於美洲，哥倫布將印第安人吸煙的嗜好帶回歐洲，再流行全世界。幾乎每一個國家都會達到吸煙的極盛時期，大概是成年男性的百分之五十及女性的百分之三十三吸煙，包括雪茄、香煙、鼻煙及口嚼煙絲、煙糖等。美國大概是一九八〇年左右吸煙人口比率最高，台灣大概是一九九五年，中國大陸煙槍仍逐年上升，可能到下一世紀初戒煙的人才會多於開始上癮的人。

煙草中含有興奮劑尼古丁，極易令人上癮。吸煙成為習慣之後，那種飄飄欲仙的快感，很難戒掉，除非是為了健康的原因。一百多年前，一位法國醫生 Bouisson 首次報告癌症和香煙的關係。一九六五年左右，美國醫學界經由大規模的各項調查統計，已確定香煙和肺癌、口腔癌、肺氣腫、心臟及血管疾病有密切關係。一九七三年左右證實香煙會降低免疫力，增加胃及十二指腸潰瘍、促進皮膚老化、不利孕婦及嬰兒，並且證明二手煙的影響。

煙草公司和台灣的菸酒公賣局一樣，利潤百倍，每年都捐款給各層政治候選人，尤其是共和黨人。每次國會舉辦香煙與健康的聽證，那些肥豬議員不得不替煙草公司考慮。一九九六年共和黨的總統候選人，還認為吸煙跟作愛一樣，只是一種興趣，不會成癮。好玩的是，民主黨人同時在加州投票通過二一五號提案，允許大麻煙供醫療用途。

一個人的生活不愁吃穿時，日子過得可能非常無聊，除了工作賺錢以外，如果沒有什麼休閒活動或嗜好，加上婚姻不是很美滿，菸酒嫖賭自然找上門。享受吧，反正人生無常，飯後一支煙，快樂似神仙。也不是花太多錢或妨害別人，連我吸支煙的自由都沒有嗎？

問題是吸煙的年齡下降，青少年吸上煙之後，較易嘗試其他毒品，不僅造成社會治安問題，數十年後，在健康上也造成社會負擔。不到退休年齡就病了，醫療費用逐年加重，無法安享天年。美國陸軍部反對在部隊推銷廉價煙，美國各州對香煙抽重稅，有幾州醫療保健單位，甚至到法院控告煙草公司要負擔部份醫療費用。

大麻製劑原本是美國藥典公告的正式藥品，二次大戰之後，由於醫師少用，因此不再列入新版藥典。大麻跟阿片一樣含麻醉成份，三年前有製藥公司生產，供青光眼患者減輕眼壓，可能是列入麻醉藥品管理，開處方多一層麻煩，很少眼科醫生開這種來自大麻的化學藥品。大麻煙對癌症化療引起的嘔心緊張有紓緩作用，絕症末期患者認為他們有權利要求免於痛苦的自由，吸大麻煙。你相信嗎？大麻煙比香煙不易上癮，也容易戒掉，因為沒有什麼禁斷現象。

美國監獄三分之一的犯人是吸用大麻、可卡因、安非他命和海洛因等有關的「罪行」。自由派人士認為大麻應該合法化，就像香煙一樣。二十年前許多歐洲國家就不將攜帶少量大麻煙的人視為罪犯，荷蘭更允許在特定地區公開銷售品質保證的大麻煙，不僅增加稅收，滿足青少年的好奇，嘗試禁品，而且社會治安的成本也沒增加，何必蓋更多的監獄來服侍吸大麻的人？至少讓那些有醫療需要的人，在家裡吸大麻，也合乎人道吧。這就是為什麼加州居民，以絕大多數的選票，贊成醫用大麻合法化的背景。

大麻不僅是藥用植物，而且也是值得再度提倡的經濟作物，主要利用它的快速成長，容易採收的纖維，織布、造紙皆宜。在較高緯度地區種植，生長期短，而且人麻葉子幾乎不含麻醉成分。實在不必因噎廢食。

你想種大麻嗎？比種白菜還容易，說不定那一年，仁慈的國會議員會像補貼煙農那樣，對種大麻的農民也給予鼓勵性的補貼。

酒與藥品

雖然在鬧區開業藥局，將近二十年來，甚少遇見酒鬼，可能是阿罕布拉市比較保守，或是東方來的新移民力爭上游，路旁幾乎看不到酒瓶或啤酒罐。許多在台灣、越南一舉杯就要乾的（出國前，在台北我也曾喝酒不輸人），來到新大陸，也都隨意，入境隨俗，甚至都戒酒了。其實酒也是一種藥。

有些咳嗽藥水喝起來很舒服，因為含大量酒精。酒精會影響腦、神經系統、肝、腸胃及心臟等器官，對孕婦及幼兒酒精的毒性也是不可忽視的，如果孕婦每天喝酒，胎兒泡在酒精裡成長，會得酒精胎兒症群 Fetal Alcohol Syndrome。

剛開始喝一點酒，好像促進循環，有點提神與興奮，多喝一點，就呈現酒精對大腦的抑制作用了，跟鎮靜劑或安眠藥一樣，不宜開車及從事需要頭腦的工作者。把酒當鎮靜劑或安眠藥是非常不得已的。有的人平時服鎮靜劑如再喝酒，要提防鎮靜劑過量中毒，許多不需要處方的感冒藥、抗過敏藥也都不可在服藥期間喝酒。這一類的藥品說明書及藥劑師用最多的警示標籤都有註明會瞌睡，不可喝酒，不能操作機器或開車。

在美國，三十九%致命的車禍肇因是酒後開車，自從兩年前以過失殺人罪起訴醉酒開車者之後，加州的致命車禍顯著減少。一半以上的淹死、跌死，以及四十六

%的燒傷與喝酒有關。

所有的止痛藥，不管是成藥或處方用藥，都要避免喝酒，像阿司匹靈 Aspirin 及 Ibuprofen（Advil, Nuprin）Ketoprofen（Orudis），Naproxen（Aleve）之類止痛消腫藥，會刺激胃壁，長期服用易胃出血，如再喝酒，就更容易造成藥物性的胃炎，嚴重的胃出血。雖然 Acetaminophen（Tylenol）不會引起胃出血，但是經肝臟代謝，如再喝酒，增加肝的負擔，易引起肝病。

由於肝酵素的增高或減少，喝酒的人對一些需要肝酵素來分解的藥物，如安眠藥、鎮靜劑、抗痙劑、抗抑鬱症等有異常的反應，要注意。女性體內分解酒精的酵素 ADH 比男性少，易醉不勝酒量。

抑制胃酸的藥物如 cimetidine(Tagamet), ranitidine (Zantac)等會抑制胃壁的 ADH 酵素，而提高血中酒精的濃度，即使你只喝一點點，也可能通不過交通警察醉酒開車的測驗。

在美國有時連家人都不易發覺誰上了酒癮，通常經過一段時間，出了事才發覺嚴重的程度。近幾年全美各地大學生酗酒成為風氣，初次離家住校的新生，易藉酒週末狂歡，日久影響功課，甚至上了酒癮，及試其他毒品。如果及早發現有利脫離酒癮，這裡有四個簡單的問題CAGE，可以試問你自己：①你早上需要喝濃咖啡來提神嗎？②你對喝酒感到內疚嗎？③有人叫你別再喝了，你因而困擾嗎？④你有想到下次要喝少一點嗎？如果答案全部是，那就需戒酒治療了。

用藥的藝術

現代醫藥是有點科學的基礎，實際應用卻是一門藝術，並非所謂的效果百分之百，絕對有效，或無副作用。

舉個例，有位顧客臉腫得連眼睛都睜不開，朋友牽他進來藥局，想買點抗過敏的藥。兩小時前他因頭痛，吃了一粒百福靈（Bufferin），沒想到引起過敏反應，他大概對水楊酸製劑，像阿司匹靈之類的成分過敏。

看他腫得那麼厲害，大概需要先打一針強心劑（Adrenalin），就介紹他到隔壁醫師那裡。沒想到醫師看了也覺得不妥當，請他去附近醫院急診室，在醫院打了一針強心劑，再回來藥局買藥時，腫已消一半了。

對阿司匹靈過敏的人，有可能對魚蝦或其他消腫止痛藥也過敏，最好自己仔細紀錄，甚至要隨身攜帶強心針劑，以免再度去醫院。吃阿司匹靈可治頭痛，但是對它過敏的人，吃了頭更痛。

有一位太太，半個月前，面部開始長紅疹，有點痛。朋友叫她用鹽水擦，用蛋白塗，更痛更紅腫。別的朋友借給她幾種止癢消腫的類固醇藥膏，她擦了還是沒效。這位太太對藥物非常敏感，甚至對抗過敏的藥也敏感，我沒好方法，只勸她擦蘆薈黏液，少照鏡子。

感冒時，每一個人各有偏方或信賴的藥品，有的偏愛葛根湯、小柴胡湯，有的相信喝一杯綜合感冒粉泡熱開水，有的一定要醫生打針，或開某種顏色的抗生素及咳嗽藥水。抗生素到底是要吃幾天？美國醫生大部分認為至少要一星期或十天，有些顧客很節省，堅持只買三天份就夠了。因為一天吃一粒，兩天就好了。雖然那種抗生素應該是六小時或八小時吃一粒。我想，顧客的切身經驗也很重要，照平常人那樣吃，說不定他會過量中毒。

有的顧客老遠跑來「十全藥局」，發現原來不是中藥店，搖搖頭說她從來不吃西藥（大概剛從中國鄉下來），或說她很怕吃西藥，西藥會傷胃。我有時想解釋，卻意識到這跟政治信仰一樣，完全憑個人感覺。解釋、討論或辯論是很難改變一個人的成見。當然也有不少人認為中醫中藥胡扯，他不願意浪費時間。

傳統中醫師只把脈不抓藥，抓藥的不把脈，各有所司。就像進步的國家醫藥分業那樣，不僅提高效率，患者也多一層保障。有的醫師太忙了，患者剛講兩句，他就開始寫處方。患者拿處方到藥局，常會催藥師快一點，其中就可能會差錯。最好不要隨便換醫師或藥局，尤其現在各種保險卡太多，第一次放進電腦較麻煩，要花至少十分鐘。取藥時最好每樣藥及指示用法都看一下，問個清楚。往往醫師並沒照你的意思開藥，醫師也有職業的堅持。藥師也有職業的堅持，是熟顧客可以稍微通融一下，也不能太過份。

身體是父母給你，你自己應該最清楚、最愛惜。平時吸收一些醫藥新知，聽專家演講，買一兩本醫藥的書放在家裡，對一家人的健康都有幫助。醫藥保險是保平安，可能救你一命。如果你認為拿到醫藥卡，一定要把保費拿回來，或是反正免費的，什麼都要拿、都要換，連故鄉的親戚都用你的藥，實在不知如何服務侍候這種「好」顧客。

平時藥師比較喜歡幫助小心用藥的顧客，拿藥時，看清楚，懂得問，醫師為什麼開這種藥？如何用法？有什麼可能的副作用？需要天天吃嗎？尤其是你沒吃過的藥，藥師有義務回答你的問題。

如果你有高血壓、高血糖、氣喘等疾病，家裡最好備有血壓計、血糖計及肺活量計，如此配合藥物，才知道藥效如何。寧缺勿濫，過猶不及。記住，有許多疑難雜症是由於亂吃藥引起的。

處方藥品警覺月

美國的十月也是充滿光輝熱鬧的日子，先有防火節，接著是哥倫布的生日，最後一天是花樣百出的萬聖節，十月同時是乳癌警覺月及處方藥品警覺月。

我們領有州政府頒發的藥師執照，實際上相當於處方藥品的警衛，負責零售交付藥品給大眾，不允許有差錯，因為處方藥品大都是特效的危險化學藥品。但是難免從患者主訴、醫師診斷、寫處方、藥師研讀處方、打標籤、裝藥瓶、指示患者服用，一直到患者每天的服用實際情形等等，每一步驟都有差錯的可能。

在統計上，五百床的醫院，每天施藥的差錯平均是五百項，雖然絕大部份是無關緊要的小差錯，但是運氣不好的時候，兩三個小差錯集在一起，可能就事關人命。一般開業藥局及連鎖藥局，一個藥師每八小時平均要完成一百二十個配方，也就是四分鐘之內，他就必需交一種藥給消費者，雖然熟能生巧，但是忙中有錯是難免的。如何幫助減少錯誤？以下提供幾點。

①姓名

電腦是根據你的姓名輸入，如果你的英文名改了，請讓醫師及藥師知道。婦女有的冠夫姓，有的雙姓，最好自己統一，與證件對齊，以免保險卡一個名，自己又堅持另一個名。有時同姓同名有兩三位，電腦就以出生年月日來區分，所以請記住你的生日，只有一個，不能隨意更改。如處方箋上你的姓名，醫師或護士寫得不清楚，或不對，請先更正，或用正楷在旁邊註明。有時診所病人一大堆，張冠李戴，要小心。如果藥瓶上不是你的名字，就要注意，不要帶回家。

②藥名

這一點比較難，但是經常服用的那幾種最好記起來，或把貼有標籤的藥瓶給醫師看，給藥師看。醫師有沒有改換藥，或更改劑量及服用次數，你也要知道，避免拿到藥品時，還要麻煩藥師打電話向醫師求證。病人有不服藥的權利，或照自己的經驗服藥的權利，但是藥師有義務照醫師的意思，指示服藥方法。通常原廠藥品名及代用的普通名都會印在標籤上。

③藥品的顏色及形狀

即使是原廠牌，有時藥瓶包裝會有變化，甚至通知藥粒的形狀及顏色也改了，遇到連ABC都不認識的新移民，有時藥局怎樣解釋，她（他）就是不信，堅持要舊的那一種，真的會被這種固執愚昧氣死。

至於普通牌藥品，所有保險醫藥卡規定，有普通牌上市，就盡量用或必需用普通牌。以往藥局可以選擇固定那一廠的普通牌，以固定同一顏色及形狀，但是最近一兩年，同一廠的普通牌也被迫更改顏色及形狀（如果太類似原廠牌時），批發公司選擇某種普通牌，往往藥片的顏色形狀或上面打印的字號不一樣。因此，在取藥時，請看標籤上面的藥名，再核對藥粒，問清楚。通常藥局會先提醒你，這次藥粒顏色及形狀可能不一樣，都是同樣的藥。

④藥品的副作用

藥物有主要作用，也會有副作用，因此，誠實的醫師藥單開得少，劑量輕。有些病是藥物引起的，如果只貪圖每個月有免費藥品，不吃白不吃，那麼後果難料。例如感冒過敏的藥，大都吃了會愛睏，白天工作、開車受影響，晚上吃則有助睡眠。糖尿病的藥每天多服一粒不僅食量增加，對降低血糖無益，長年累月藥物的副作用可能將身體搞壞。降血壓藥也是不必吃三、四種，頂多一種或兩種就夠了，如果對症的話。醫師開的藥是你第一次服用，那麼務必請藥師詳細向你說明，藥的作用及可能的副作用，但是你要給藥師一點時間。

⑤特異體質

如果你對某種藥過敏或特異體質要讓醫師及藥師知道。譬如懷孕及授乳的婦女，許多藥不能吃，以免影響胎兒或幼兒。有的人對可待因 Codeine 有反應，那麼止痛劑及一些咳嗽藥水含有可待因時，就要避免。藥師可以事先將你的過敏藥物放進電腦，每次有新處方，電腦就會自動提醒。

⑥家庭藥櫥

每隔一兩年，將家裡的藥櫥清一下，把藥品、健康食品、維他命等都拿到你常光顧的藥局，請藥師幫你整理。

雖然藥局的利潤逐年下降，社區藥局關店的逐年增加，但是只要開門的一天，藥局還是需要多一位像你這樣的好顧客。藥局有些藥或器具賣得貴一點，但是良好的忠告及服務有時更值錢。

量血壓

穿白衣胸前掛一個聽診器（Stethoscope，法國醫師 R.T.H. Laennec 於一八一九年首創）已經成為醫生或護士的象徵。聽診器主要用來聽患者的心臟及肺臟的活動，量血壓時也要借助於聽診器。

血壓器（sphygomomanometer, blood pressure kit）的種類很多，一般是量手臂的動脈最準確，也可以量手腕的、手指的、或腳的。除了傳統的水銀柱式的血壓計外，近年來電子自動顯示的越來越方便，簡單準確。

標準的血壓是一二〇／八〇，意思是收縮壓一二〇mmHg，放鬆壓八〇mmHg。平常一個大氣壓是七六〇mmHg（七十六公分水銀柱），所以我們人體血管承受的壓力是相當小的，換句話說，心臟像一個小幫浦 pump，收縮時將新鮮的血液沖進大動脈，再進小動脈最後到全身的微動脈，心臟放鬆時動脈的血流減少，血管壁承受的壓力自然稍微減少。

血管如果沒有彈性，就像鐵管或風吹日曬用好幾年的橡皮水管那樣，收縮壓及放鬆壓就相差無幾，表示血管硬化，有可能隨時裂開，或被塞住。這種現象如發生在腦部微動脈，就是腦溢血、中風，發生在肝臟，腎臟也會致命的器官損壞，尤其是血壓偏高的人。

血壓高（一六〇／九〇以上）往往沒什麼症狀，許多人習以為常，尤其放鬆壓超過一〇〇甚至一二〇，也不覺得怎樣，還是大吃大喝，每天照樣工作打拼，甚至也不知道要看醫生或吃降血壓的藥。尤其是肥胖的人，心臟負荷大，放鬆壓易偏高，肥胖的人量手臂的血壓不易準，因為動脈遠離皮膚，所以要特別加壓，才可以讓肥胖的人的動脈壓扁。

我們量血壓時要打氣加壓，將手臂綁緊，把聽診器壓在手內彎處，當慢慢減少壓力時，如果手臂的動脈血管仍被壓扁，血液通不過，聽診器聽不到血流的聲音。聽到第一聲時（也就是動脈血管在心臟壓縮時血流對血管壁的壓力），由於血管張口很小，血液通過時呈亂流，因此才聽得見血流的聲音，等到壓力續減，最後聽不見時血管完全放鬆，血流順暢流通，聽到最後一聲時的壓力就是放鬆壓，收縮壓與放鬆壓相差大者，表示血管彈性好。

臂綁要夠寬度，因為綁好加壓打氣時，只有當中一部份有效的把手臂內的動脈壓扁，尤其手臂粗的人如果臂綁不夠寬，要加額外的壓力才能讓動脈壓扁，量出來的結果就可能比實際高一點。有時長袖衣沒脫，捲在上臂，量起來可能偏高。

電子血壓計之所以讓人覺得不準，除了有的臂綁太窄以外，使用方法也要注意，通常第一次量比較準，第二次量要等手臂完全鬆綁兩三分鐘後再量，最好換一邊手量，左右手臂應該是左邊靠心臟量起來會稍微高一點，通常左右手不會相差一〇mmHg以上，如果確實相差一〇mmHg以上，則要進一步診斷，可能一邊的頸動脈塞住了，心率左右應該一樣。

新式的電子血壓計使用前要看說明書，或有人示範教你用，由於它的聽診器暗藏於臂綁之內，所以很方便使用。除了量手臂以外，手腕或腳都可以量，最好預知受測者的血壓，如果大約一六〇則要把臂綁壓調到二〇〇，這樣才量得到，如果收縮壓可能只有一一〇，那麼調到最低的就可以了，一則省電池，再則避免二次加壓。

血壓計是家庭必備，血壓超過一六〇／九〇就要小心，如果醫生開的藥不能降血壓或是有種種副作用，更要注意。有的人血壓沒那麼高，是在醫生診所量才高的，就要避免服過量的降壓劑。你的血壓計不準嗎？量一下年輕人的血壓跟你的血壓一比較就知道了。

止痛劑

每一個人對痛的感覺不一樣，小孩跌倒碰傷，哭一陣子，又高高興興去玩了，哭的時候，體內會分泌止痛的成份 endorphins 跟嗎啡 morphine 一樣有止痛作用。針灸可以止痛麻醉的道理，也是刺激 endorphins 的分泌。

有的人很會忍痛，讓牙醫師用電鑽搞個一兩個小時，不但不哭，不咬牙切齒，甚至還堅持不需麻醉劑，大概他可以隨時分泌 endorphins 來止痛吧。感謝科學的進步，再過幾年，牙醫都可以用精巧雷射機，不再用野蠻的電鑽，像我怕痛的人，去洗牙作牙之前，先吃一粒止痛劑甚至鎮定劑，比較不會記恨牙醫師。

最普遍的止痛劑是 aspirin（acetylsalicylic acid; ASA）及 Tylenol（acetaminophen; APAP），aspirin 另有防止血小板凝結的作用，有利心血管疾病的預防，但是對傷口的止血癒合增加困難，所以牙醫師少用 aspirin 而用 APAP 或再加可待因 codeine 來止痛。如果你不忍心看小孩子哭，帶去牙醫或打防疫針之前，先讓他吃點 APAP，效果很好的。

上面提到的嗎啡及可待因，分別作用於腦部的五個阿片接受器 opioid receptors，除了全身止痛，還會產生幻想快感及對呼吸神經系統方面的抑制作用，也是很好的止咳、止瀉劑，但是易上癮，受麻醉藥品的管制。

這一類的強力止痛藥，通常用於癌症腫瘤、肢體傷殘、長骨刺的患者，大多數醫師盡量避免開這一類的止痛劑，一來怕患者上癮，需求無度，二來麻醉藥品管理局ＤＥＡ權力很大，如果開太多麻醉止痛劑的處方，ＤＥＡ隨時會找上門。

有的醫師很酷，認為「痛死人」只是形容詞，教患者用冰袋、熱敷、護腰、護肘有時另加磁片或活血止痛的藥膏，他就是不輕易開內服的止痛藥。物理治療或推拿按摩對止痛也有獨到之處。

Aspirin 是屬於水楊酸衍生物，這一類藥品都有止痛、解熱及消炎消腫的作用，主要是抑制前列腺素的 Prostaglandin 的合成及體內許多酵素。有一系列的所謂風濕關節炎特效藥如 ibuprofen（Motrin,Advil），naproxen，indomethacin 等，也有同樣或更強的作用，這些止痛消腫的藥和 aspirin 一樣，最大的副作用是傷胃，因為前列腺素是保護胃壁不受胃酸浸蝕的重要因子。

痛的感覺是人體防衛的本能，感到痛才知道那裡受傷或有病變。像糖尿病末期的患者，經常會腳部受傷而不覺得痛，加速組織的潰爛壞死。所以任意使用止痛劑，往往掩蓋病情，延誤治療。像盲腸炎、膽結石、狹心症、骨折、痛風等等，幸好都有痛覺來幫忙診斷，才可及時醫治或對症下藥。

有時筋骨酸痛是缺少運動或鈣質，頭痛有時是工作過度或鼻塞過敏，腳踝痛有可能是扭傷或尿酸過高引起的痛風，正確的診斷是醫師高明可貴之處，不過也有些患者本來只是擔心身體狀況，去給專科醫師檢查，結果一切正常，付了昂貴的診察費之後，卻心痛不已。

抗生素

地球原本是微生物的世界，不僅廣泛存於所有的海洋及陸地，在南北兩極的冰層下或沙漠酷熱的岩石中，甚至地下兩公里深的土石，都發現有微生物。在海邊沙灘挖一公尺深，就有上百種尚未被鑑定過的顯微生物，幸好這些微生物絕大多數對動植物無害，哺乳動物及人類才有可能生存。

健康的人體從皮膚、口腔、胃腸一直至肛門，至少可分離出數千種細菌及黴菌，部份還是人體必需的。嬰兒出生後一個月，就有數百種細菌在體內外寄生共生，有時還保護人體不受病菌的侵襲。

五十年前抗感染藥物及抗生素大量生產之前，人類死亡的十大原因是九種傳染病如肺病、瘧疾、鼠疫、天花、傷寒、流行感冒等等，最後才是戰爭。

感謝法國科學家巴斯德（Louis Pasteur 一八二二～一八九五）的發現細菌，發明滅菌消毒法，及提倡疫苗，奠定微生物學的基礎，人類才逐漸脫離傳染病的威脅，也才有抗生素的發現。

一九二八年英國佛列明（Alexander Fleming）發現黴菌分泌的盤尼西林 Penicillin 會抑制細菌的生長，一九三二年德國的 Gerhard Domagk 醫師發現，紅色染料中的磺胺化合物可阻止鏈球菌的感染，由此展開抗生素時代，直到一九九五年還有數種新的抗生素問世。

美國許多家庭醫師及牙醫師，至今還喜歡開盤尼西林，而且還相當有效，病菌並沒有產生多少抗藥性。用了五十年，盤尼西林及同類抗生素，如 Amoxicilin 還是站在消炎藥品的第一線，大約只有百分之十的上呼吸道感染，需要更新更強的抗生素。

早期由於製造過程易含雜質，所以才有盤尼西林過敏的發生，如不懂急救，甚至會死亡。近三十年來，分析化學及品質管制進步，產品精純，在美國甚少有人真的對盤尼西林本身過敏，為了謹慎起見，打針之前醫師會先皮膚測驗一下，並問患者對甚麼藥品過敏。

感冒時要吃抗生素嗎？醫師開十天份，我一定要全部吃嗎？問得好，卻不好回答，每一個人的狀況不同，病情不同，像足癬（灰指甲、香港腳）、青春痘、肺炎、肺結核等感染，不只是十天，還得長期抗戰，不可掉以輕心。幼兒、老人或工作學業負擔重的年輕人，一旦感冒，不好好調養，易演變成肺炎，抗生素是避免併發症的良藥。基本上，人體都有抵抗病菌侵入的防衛系統，過度依賴或濫用抗生素，會破壞或減弱自身的抵抗力。

抗生素種類繁多，藥局通常預備兩三百種抗生素製劑，往往還不夠，有些是罕用或是剛上市。如果醫師開的抗生素，你還沒用過，最好問清楚服藥須注意事項，是否要和飯或牛奶一起服，或是要空腹時服，每日一粒或隔幾小時一粒，與其他藥品的互相作用，經肝臟或經腎臟排泄、有否副作用、要服用多久等等。

抗感染藥品依藥效，大略可分針對尿道炎、瘧疾、寄生蟲、病毒、痲瘋、肺結核、癬（黴菌）、細菌等大類。有時同一種消炎藥可治療許多種病。一般所謂抗生素，特指抑制細菌生長的消炎藥，像呼吸道感染、胃腸炎、皮膚感染、性病等等，要診斷正確，選對藥才有效。

身體虛弱時，平常無害的菌，如酵母菌也會影響健康。嚴重的病情，醫師要送檢體去培養，看看到底是甚麼菌感染，然後對症下藥。

抗生素藥品的普及，是現代生活的一大恩典，有抗生素及疫苗人類才免於病菌的威脅，也是世界人口急增，壽命延長的主要原因。

胃灼 Heart Burn

第一次胃灼，大概是五十歲左右，太太一向知道我肚量大，能寬容，又不計小節，所以晚餐剩的，除了裝明天的便當盒外，就是裝進我的肚皮，但是那個冬天，好幾次躺下睡時覺得肚子漲，心窩灼熱，好像胃酸要湧上口，起身喝點水，吃兩片胃片，把胃酸中和了，才舒服。

幾次以後，我發覺年紀大了，晚飯不能吃飽，把剩的飯菜往冰箱放，就沒 Heart Burn 心灼或胃灼熱的現象了。午餐時間有時藥局也很忙，趁顧客都走了，趕快把便當熱一下，才吃兩口，電話響了，又吃兩三口，顧客來了，或送信送貨來，勉強吃完中飯，胃是很不舒服。有時吃一半放著，不吃，或等很餓時再吃反而舒服些，所以緊張、忙碌，也會引起消化不良而胃灼。台灣俗語，吃飯皇帝大，大概就是這個道理。

最痛苦的一次是去年暑假，一個星期六下午，帶三十幾年沒進電影院的堂哥去看 Forrest Gump 阿甘正傳，我買了大桶的爆米花及大杯可樂，邊看邊吃，同時翻譯給堂哥明白對話，所以實在很忙，再加上劇情高潮不斷，震撼我的胃，等阿甘跑遍美國東西兩岸時，我就覺得牛油加可樂讓我 Heart Burn，但是回到家還是很愉快，很感動，所以找了一瓶老酒、一碟花生，跟堂哥話今講古，等到把辣的泡菜吃進肚裡時，胃酸洶湧，趕緊白飯往喉嚨塞也沒用，臨時在家裡又找不到胃片制酸劑，真是自討苦吃，整個胸口痛得講不出話來。

所以，心灼或胃灼的原因除了食過飽，緊張、壓力外，常喝酒、可樂、咖啡、茶，或吃香辣的食物，也會刺激胃酸分泌而心灼。吸煙也會因尼古丁的刺激而胃灼熱，像這些刺激上癮的人間美妙，最好是適可而止，可是談何容易，要等到像我這樣老的人，才知道後悔。

Heart Burn 雖然是指心灼胃痛，也有嫉妒、不平、怨恨的意思，也就是心中一把火會引起心灼。我猜想，為什麼那些萬年代表千年官，辱罵由你，我行我素，談笑間紅包回扣及退休金花都花不完。原來人體生理學說，慢慢吃可以吃很多，七分飽活到老，活到老而能心平氣和，不嫉妒不怨恨，一定可以活到更老。

看到這裡，讀者會想我這老糊塗，把心跟胃都搞亂了，其實有時不仔細診斷的話，許多醫師也將胃灼當心臟病來醫，因為胸口（其實是食道）痛，有時痛到背部來，心跳加速脈搏微弱，臉色蒼白，不是心血管症是什麼。其實你自己也可以診斷，只要吃胃藥制酸劑能緩和症狀，就是胃灼，不是心臟的問題，是胃的問題。

電視廣告八月十八日開始，你可在藥局買到胃酸阻斷劑 Tagamet HB，我的藥局是十五日接到一小箱，本來 Tagamet 是胃潰瘍，十二指腸潰瘍的良藥，可惜不能根治（現在知道是幽門螺旋菌作怪，加點殺菌劑，就可把胃炎、腸炎、潰瘍等治好）。Tagamet 低劑量二〇〇mg，不需醫師處方了，HB就是 Heart Burn 的簡寫，其實兩三個月前，另一種更有效的胃酸阻斷劑 Pepcid AC 10mg 早已推出市場，如果你吃胃片、胃乳、胃散沒效，那麼試這兩種。

幽門螺旋桿菌 Helicobacter Pylori

人體經常有數十種細菌與我們共同生活，尤其消化系統，從口腔、食道、胃、肝膽、十二指腸、小腸、大腸、直腸直到肛門，一路都有不同的細菌擔任各項工作，大部分對人體無害或有益，也有的會引起小毛病，如口臭、蛀牙、牙周病、脹氣、瀉肚、便秘、放屁等等。幽門螺旋桿菌 Helicobacter pylori，是最近才獲重視。

由於消化澱粉需要像鹽酸那樣的強酸在胃液裡，因此幾乎沒人會相信，胃壁裡含有 H. pylori 的存在，而且它是胃潰瘍、十二指腸潰瘍，甚至是胃癌的元凶。我想發現並研究出治療方法的澳洲病理學家華倫醫師及內科醫師馬歇爾，是應該榮獲諾貝爾醫學獎。

近五年，全世界有關 H. pylori 文章超過一千兩百篇（其中還不包括兩篇用中文寫的拙作），如有重要發現的文章，我就苦心收集一睹為快。前幾天抽空到藥局臨近的阿罕布拉社區圖書館，沒想到新的電腦資訊，取代了期刊雜誌，只要打幾個字，近兩年重要的文獻一目了然，彩色字幕、圖表，而且可馬上免費複印出來，實在太方便了。雖然只收編到九五年十二月，差最近的四個月，但是已替我節省幾十小時的時間，以下簡介數則。

飲水污染：H. pylori 在秘魯首都利馬（一九九一）及哥倫比亞 Narino 市（一九九五）是兒童患胃病的主因。不必用胃鏡切片，只要用 C-Ured breath Test，一種吹氣的試紙，即可大規模試測 H. pylori 的感染率。對 H. pylori 過敏而引起的偏頭痛、氣喘、打哈啾，可用抗生素殺菌而治癒。甚至有人認為一些心臟病、小孩瀉肚、或一些食物過敏，與 H. pylori 也有關連。全世界各地九○%的胃潰瘍及十二指腸潰瘍是 H. Pylori 引起的。單用昂貴的制酸劑不能根治潰瘍，要加上標準的抗生素療法，才能避免潰瘍再發作。

繼美國衛生部ＮＩＨ（一九九四年二月）的宣佈之後，最近美國胃腸科學會才承認抗生素療法是胃炎、十二指腸潰瘍、胃潰瘍的標準療法。一九九六年美國藥品食品管理局ＦＤＡ，可能會核准數家藥廠提出的治療 H. pylori 感染的配方。也希望ＦＤＡ能核准吹氣的試紙在美國上市。打預防針，可能是某些地區最經濟、最需要的防治胃病的辦法。

根據休士頓 VA Medical Center 胃腸科主任 David Y. Graham（一九九六年二月）兩年多來的重複臨床試驗，以下幾種配方，均能九十%以上，根除 H. pylori，即 tetracycline 500mg（或 amoxicilliu 500mg），加上 metronidazole 250mg（或 clarithromycin 500mg）加上 bismuth sale 二粒，需要時再加制酸劑，七至十四天，每天三次，餐後馬上服。請跟你的醫師及藥師討論服藥注意事項。

去年剛在美國上市的，一種抑制胃酸分泌劑 Lansoprazole（Pravacid）同時也有殺菌作用，加與上述兩種抗生素併用，根治 H. pylori 的效果也很好。

結論是胃病的人有福了，不必燒香拜神，不必江湖秘方，根除 H. pylori 胃病就好了，就是這樣簡單。我希望知道的是，在自然界中 H. pylori 的分佈情形，在工業社會胃病的人如何被感染，幽門螺旋桿菌 H. pylori 在人體中，難道一無是處嗎？（一九九六年四月）

鼻子

蘭嶼雅美族人傳統親密的表示，不是握手，不是接吻，不是擁抱拍肩膀，而是互相以鼻子親鼻子。鼻子位於臉的正中，相當突出，非常有個性，你想知道鼻子的一些故事嗎？

胎兒出世後，開始用鼻子呼吸，鼻子才慢慢成形、像樣。五十六歲還是小小的，隨年歲增長，鼻子也相對加高、加長。北方人鼻子比南方熱帶人的長且高是有原因的，但是巫婆的鼻子為什麼特別長？大概是人的鼻子在成人之後還繼續長，尤其先端的軟骨，而巫婆年歲至少二百或上千，當然鼻子比平常人長。

鼻子除了嗅覺的功能之外，在呼吸方面有三項作用，第一過濾空氣中的雜質及細菌；第二讓空氣溫度進入肺部之前與體溫相當；第三是空氣進入鼻腔自然充滿水分，再送進肺部。因此，住冷地的人鼻子長，可以儲蓄空氣，把空氣溫暖，鼻腔裡有數塊突起的軟骨使空氣在鼻腔裡迴流，四週鼻粘膜滿佈粘濕的纖毛，不斷的把空氣中的雜質及細菌往喉嚨食道送，每天我們吞下的口水有幾千ＣＣ，其中有一小部份是鼻水。一旦異物細菌跑進氣管或肺部，身體的防禦系統就拉警報，最簡單的是讓你咳，一直咳到異物或痰咳出來了才停止。

鼻子的表皮富於脂肪，可保溫，但也容易長青春痘。鼻子裡邊微血管很多，也是為了保溫，尤其冷天，鼻子常被凍紅。在乾燥的大陸性氣候，鼻子經常只通一邊，另一邊輪流塞住，以便補充水分濕度，如果兩邊鼻孔都開，鼻腔太乾，易微血管破裂而流鼻血。像台灣來的新移民或留學生，第一年經常會流鼻血，就是因為空氣太乾，從海島來的鼻子還不知道換邊呼吸。

鼻子雖然不會講話，但是會哈啾，嬰孩出生不到一個月就懂得打哈啾，尤其在晚上，媽媽睡得正熟，聽到嬰兒哈啾的清脆聲音，就會伸手幫嬰兒蓋好被，萬一哈啾聲太小，大聲哭，是不得已的。

鼻子過敏是身體對外界防禦的方法之一。打哈啾、流鼻水、塞鼻等一連串過敏的反應，主要是不讓異物或冷空氣進入肺部。過敏症狀跟感冒差不多，有時不易區別，如果單獨服用抗過敏藥，就能把症狀平靜下來，那就是過敏了。

美容外科專家認為，美可分為時尚美和基礎美。像隆鼻是屬於時尚美，上顎骨不能縫合，而造成兔唇及鼻子兩邊大小不對稱，那是基礎美的缺陷。百分之九十的父母對於孩子們的鼻子都相當滿意。

鼻子除了可以讓人牽著走之外，也可以嗅出自由民主的氣息，嗅覺可以彌補視覺、聽覺的不足；譬如你在炒菜，電話響了，談個沒完，忽然燒焦的氣味由鼻子通知大腦，叫你放下電話趕快去把火關掉，嗅覺靈敏的程度比精密的化學天平遠超過一萬倍。大部份的四腳動物依賴嗅覺求生。一旦嗅覺失靈，味覺也走樣了。

容易流鼻血的可在鼻孔塗抗生素油膏，用生地中藥煎茶喝，補充維他命C及其他抗氧化如 bioflavonoids，加強微血管的健康食品。如過敏鼻塞，通常吃點成藥，即有幫助，嚴重的可用噴鼻劑，或是貼 Breathe Right，使鼻孔開張，像比賽中的運動員為了增加氧氣，也常貼 Breathe Right。萬不得以才開刀，把鼻腔的突起軟骨或息肉燒掉，但是開刀後一兩年常又鼻塞。適當的有氧體操、運動或吃點辣的食物都有助呼吸舒暢。

希望你照鏡子時，多欣賞一下，一向不受注意的鼻子，這樣平凡又神奇。（十全藥局服務電話 626-281-9222）

哮喘

三更半夜的秋冬，阿成在睡眠中，覺得胸口悶，有痰哽在喉頭，就醒起來，咳了兩聲，把痰吐出來，稍微舒服，開始有點喘，趕緊倒一杯熱開水，服一包有麻黃劑的感冒藥粉，披上大衣，斜靠床頭，閉目養神。有時痰越來越多就哮喘到天亮，大概晚飯吃到冷性的白菜或高麗菜吧，運氣好時，上班前還可睡二、三點鐘。

阿成年輕時喜愛運動，可惜哮喘阻礙他運動的表現，他怕冷不怕熱，冷天如果多吃點熱補的食物，夜半比較不會醒起來。可能是天公疼愚人，阿成被哮喘拖磨四十年，退休後哮喘竟然減輕一些，也可能是藥品的進步，阿成終能享受天年，兒孫滿堂。

上述的患者就是家父，兒孫數十個卻沒人繼承他的哮喘。依照NIH於一九九一年發表的專科醫師對哮喘的治療準則，阿成是因運動而引發的哮喘，屬於慢性中度哮喘，冬天時較嚴重，經常半夜醒來喘。在一九五〇年之前，美國仙丹（類固醇）尚未引進，除了麻黃劑之外，在臺灣只能用雞屎藤煮粉腸來止咳祛痰強壯氣管。哮喘雖然不會馬上致人於死地，長期下來，不是心肺衰竭就是藥物中毒。

如果阿成是現在的高中生，平常他可噴吸 cromolyn 來預防，運動操練或比賽之前半小時再噴吸氣管擴張劑 beta-agonist。平常要注意是否灰塵、花粉、某種食物、冷風、貓狗或地毯等易引發過敏而哮喘，盡量避免，必要時搬家易地。如哮喘發作，可加強噴吸氣等擴張劑或噴吸類固醇，嚴重時口服類固醇，甚至注射類固醇。

原則上噴吸類固醇較少副作用，長期噴吸也不會引起腎病水腫，最怕的是保證根治的中藥湯方，含不知多少量的類固醇，暫時很有效，不久就呈滿月臉、腎病變、骨質疏鬆。口服氣管擴張劑如 theophylline，劑量也要小心。因哮喘而打一一九送醫院急診的相當多，平時如何治療，成為降低醫療負擔的課題。

哮喘 asthma 是一種過敏性氣管及支氣管腫炎，分泌物增加，空氣進出狹窄的氣管造成雜音，如何消腫，是治療的根本，極少數情況需抗生素，通常需要氣管擴張劑 beta-agonist 如 albuterol, metaproterenol, pirbuterol 及抗過敏消腫劑如 cromolyn, prednisone, beclomethasone 等。近十年來噴吸劑 inhaler 相當進步方便，但是也要懂得如何使用。藥局的藥師有責任教你正確的方法，他一看你噴吸的樣子，就知道對不對。

平時我們不習慣用口呼吸，有些患者含住短小的噴吸器，只能將藥品送進口腔及喉頭，最好加一截助吸管 spacer，先吐一口氣後，再含住管口，慢慢吸進肺部，禁氣十秒鐘，然後慢慢呼氣，第二次噴吸要隔一分鐘。如果是幼兒或體弱者，只好家裡配備噴霧器 Nebulizer，用塑膠管把藥物送進肺部。

在美國，小男孩及大女孩易患過敏性哮喘，家長不要驚慌，也不可掉以輕心。大部分季節一過，或兩三年後，就好了。何時再發作不知道，跟環境及生活壓力有關。計劃激烈運動，如登高山、滑雪、長跑等，最好隨身攜帶擴張氣管的噴吸劑以應急。長期的乾咳，有時是氣喘的一種表徵，試吹肺活量計 Peak flow meter，也可知道是否真的有氣喘。

老人癡呆症 Alzheimer's disease

德國神經病理學家 Alois Alzheimer 於一九〇六年，解剖一位五十五歲患嚴重癡呆症的病人頭部，發現大腦組織有纖維化。老人癡呆症就以這位學者的姓而流傳。

癡呆不限於老人，有些人因家族遺傳、染色體第十四對或第二十一對不正常時，四十幾歲也開始呈現癡呆症。除此之外，老人癡呆症都發生於六十五歲之後。常言「不癡不聾不做阿家翁」，人生七十古來稀，不退休、不安享天年，尚待何時。但是在這迎接二十一世紀的時代，七十歲才要開始競選，稍微不注意就活到八、九十歲，因此老人癡呆症越來越受重視。

我們常說「老糊塗」、「老番顛」其實就等於老人癡呆症，記憶力減退，再加上思考不靈，不就是糊塗嗎?醫學化、科學化，則稱為老人癡呆症。目前美國癡呆症的患率六十五~六十九歲者是一%，每增五歲則患率倍增，八十五歲以上者患率將近五〇%。

年過三十學習能力就減退，新的事物較不易瞭解吸收，也就是記不住。到了六十五歲讀老人大學的時候，上課時好像聽懂，回到家又還給老師了。如果老師很會教，會引導你的興趣，也會讓你印象深刻，而在腦海中保住記憶。老人癡呆症的人不但不能學習新的，反而把舊的、最簡單的忘了。

譬如說，你知道的動物有那幾種，平常人一分鐘之內可講出十八種，癡呆症的患者講不到十二種。簡單的加法 6+6=12，癡呆症的人答案就不一定或講不出來。穿鞋時，抱怨誰偷換了他的鞋子，變成不能穿，原來只是左腳和右腳分不清；進了洗手間，出不來，一直用力推門，而忘記怎樣轉門把；出門散步，才走五分鐘，就找不到原路回家。

老人癡呆症不是突發的，而是一年一年加深退化的。當然長腦瘤、腦水腫、或中風也會影響記憶及思考能力。帕金森症（腦神經缺 dopamine 而手抖、僵硬等）、羊癲癇、發燒過度、細菌感染等也會傷害腦神經。這些其他因素排除，身體狀況中上，像美國前任總統雷根那樣，越來越不能自己處理日常生活，就很可能是患老人癡呆症了。

老人癡呆症如果能及早發現，就可以安排往後的生活，如提早退休，有人照顧等。家屬、親戚、朋友、鄰居都可以幫助醫師早日診斷。因為醫師不清楚患者的家庭狀況，而初期患者經常可以西裝筆挺，應答如流。醫師收集各種測驗結果，如果診斷出是老人癡呆症，就應該叫患者不要再開車，不可擔任重要職位，停止危險或精密的工作。家屬應該與當地的老人癡呆症協會聯繫，以瞭解病情加深時，如何照顧，如何相處。

目前尚無良藥可治老人癡呆症，只能瞎子摸象那樣，從改善表面症狀著手。譬如提神、增加胃口、助安眠、鎮靜、補腦。像促進腦部血液循環的銀杏 Ginkgo 製劑、抗凝血劑、卵磷脂（lecithin）、鋅、Aspirin、女性激素等等都有人試。最重要的還是注意患者整體的身心健康，是否按時服藥（如果已有其他病如糖尿病、高血壓、氣喘等），家裡的瓦斯爐、冷熱水是否使用有困難，如何改善，以免意外受傷等等。

如果人生真的是苦海，那麼癡呆症並不是一種解脫，它是腦部神經傳達的故障、老化而影響一個人的記憶、學習、思考，進而不能與人交談、認知，不能照顧自己日常三餐起居。醫學上可能還要數十年的努力，才能在老人醫學方面有所突破。有時患者自己會想，如果可以選擇的話，他寧可要癌症、心臟病，而不要老人癡呆症。

陽萎 Erectile Dysfunction

英文的 Impotence 是整體的性無能，包括無性慾、無快感、不能勃起，及不能射精等生理和心理作用，本文要講的是單純的陽萎，即陽具不能勃起。

一些中文暢銷的週刊雜誌，裡面的廣告一半是豐胸隆乳、整容紋眉，另一半是帝王之術，堅強持久之功。乍見之下，人人自危，好像自己不合標準，非花錢治療不可，美國的統計是四十~七十歲的男人中有一千八百萬人有陽萎的問題，其中每年只有十萬人求醫治療。

陽萎導致精神不振、夫妻不睦之外，有時連帶血管及心臟的毛病，及時請教泌尿科醫師是聰明的辦法。目前已知使海棉組織充血勃起是由血管及平滑肌來控制，與男性激素關係較少。例如小孩要尿尿時，也有相當程度的勃起，而一些退休的老人，雖然性激素在血中的濃度略低，但是也照樣勃起。陽萎也有程度的分別，四十幾歲的人只有五%完全陽萎，七十幾歲的人約一五%完全陽萎，這些都可以用藥物、裝置，及精神治療而得以恢復雄風。

吸煙又有心臟病的人，陽萎的機會是平常人的七倍，其他如血壓高、血糖過高、血脂過高及沮喪不積極也會導致陽萎，肥胖及醉酒影響較少。在精神方面，妻子的視錢如命、虛榮愛面子、性情暴躁頑固，也會導致丈夫提早陽萎；丈夫過份追求權力、財富、健美及迷於某項運動，往往與陽萎程度成正比。

睡得飽、營養好、性能力應該是沒問題。勃起的機能非常複雜微妙，綜合三種以上的神經傳達系統和分泌特殊成份，才能讓陽具的柱狀平滑肌放鬆，加速動脈血流（由每分鐘一〇ml 增至一〇〇ml 以上），而啟動「金鋼棒」的造化。近年的醫藥研究在這方面頗有斬獲，有些藥物立竿見影，可讓它快速勃起，副作用是勃起過度過久，而引起劇痛（或許適用於性變態的心理治療）。

由於騎馬、騎腳踏車，或運動比賽而撞傷陰部，有時會傷害血管，使血流的進出失調而不能勃起。脊椎受傷、攝護腺或直腸開刀等有時會影響神經的傳遞而不能勃起。藥物的長期服用，尤其降血壓藥，會導致海棉組織不能充血而不能勃起。心理方面的焦慮、壓抑，童年時的性迫害、怕性病，或不喜歡對方時，也會影響勃起。如果糖尿病加上高血壓則多方面影響（血管、神經及心理等）勃起。醫師診斷也要從各方面加以考慮。正常男人在夜晚睡眠時，會有三次至五次的勃起，通常最後一次也就是要下床小便之前，如果有睡眠勃起，就可能沒有生理障礙。

在藥物治療方面，育亨賓 Yohimbine 大概是增加動脈血流，同時使靜脈收縮減少血液回流，使海棉組織得以充血，對部份壯年男士有效。男性激素有助於增加性慾，加強心理建設，對勃起不大有幫助。最有效的是直接注射使動脈及平滑肌放鬆的藥物於海棉組織，使血液流入海棉組織，同時使靜脈回流減少，例如 Papaverine，Prostaglandie E-d（Caverject）。

Papaverine 是阿片膏主要的成份之一，使平滑肌放鬆而無麻醉或成癮的作用，與 Phentolamine 併用注射於海棉組織，可使陽具勃起，但是有時長達數小時，而引起類似異常勃起 Priapism 的痛苦，因此 Papaverine 較不適宜家庭使用。Prostaglandin

E-d是人體天然成分，一小時之內就被代謝，注射之後，三十分鐘達最高濃度，因此較適合家庭使用。最佳效果是約定時間，由妻子幫丈夫注射於海棉體，數分鐘之後，即可同享閨房之樂。新近有較簡單的尿道栓劑Muse出品，效果和注射一樣好，操作方便，不痛又少危險。

用注射針劑或用尿道栓劑來改善性生活，一定要跟泌尿科醫師密切聯繫，要先在診所學習所有注意事項，才可在家裡使用，以免發生意外。

攝護腺癌

在醫學方面許多病症是不分性別的，像心臟病、糖尿病、關節炎、白內障等等男女皆有。婦科特有的子宮癌、卵巢癌及乳癌，早就在醫學上有充分的研究，而且佔用美國醫學研究經費相當大部份。反觀男性特有的攝護腺癌，一直到最近幾年才稍微引人注意，也拜幾位公眾人物之賜，在媒體廣為報導。

代表共和黨競選美國總統的杜爾Bob Dole，於一九九一年切除攝護腺腫瘤，至今七十二歲，每年例行檢查皆呈良性反應，使他更有信心競選總統寶座。他鼓勵每位男人要做ＰＳＡ（Prostate Specific Antigen）血液中攝護腺特殊抗原檢查。攝護腺另一譯名為前列腺。

統領美軍在波斯灣擊潰伊拉克的 Norman Schwarzkopf 史瓦茲可夫將軍，於一九九四年三月膝蓋關節有點不聽指揮，進佛羅里達空軍醫院體檢，順便要求泌尿科醫師檢查攝護腺，一切還算正常。去年初，六十一歲的將軍體檢報告顯示ＰＳＡ十八，屬於攝護腺良性腫大的安全範圍，超音波影像也無異狀。為了小心求證，泌尿科醫師割取生物切片樣本送病理檢驗，一星期後，結果證實是癌。

估計一九九六年在美國，三十一萬七千人會被診斷患攝護腺癌，同年乳癌新患者可能只有十八萬四千人。在一九八五年只有八萬五千名新的攝護腺癌患者，到一九九五年則升高到二十四萬四千名新患者，除了提高醫學知識，每年例行體檢外，癌症的診斷也因ＰＳＡ而簡化普遍。到了明年，死於攝護腺癌的患者，將追趕上因乳癌而致命的人數約四萬五千人，幾乎成為流行病了。

隨著壽命的延長，男人患攝護腺癌的或然率是百分之二十，良性的攝護腺腫大而影響排尿，則是每一位超過八十歲的男人都有的。史瓦茲可夫將軍當機立斷，馬上要求手術切除，加入征伐攝護腺的先鋒，巡迴各地演講，警告五十歲以上的男人要去體檢。與史瓦茲可夫將軍並肩作戰的是華爾街股市炒作高手 Michael Milken 密勒根。

密勒根在八〇年代已是億萬富翁，一九九三年元月他服完兩年刑期（因炒作 Junk –Bond）而恢復自由時，年紀才四十六歲。出獄前他請求體檢，醫師對他說你還年輕，攝護腺應該是沒問題的，結果一切正常，只是ＰＳＡ二十四。出獄後再重新檢驗兩次，數據差不多，這下子把他的心情推進地獄谷。

在妻子及親友安慰下，密勒根相信他找到新的工作，不但要醫治自己的病，也要協助其他人克服病魔。像史瓦茲可夫將軍一樣，他馬上認真收集資料，瞭解敵情，很順利切除攝護腺腫瘤，並進一步接受電腦診斷掃描，發現淋巴節腫大，表示癌細胞已擴散到攝護腺之牆外，幸而骨頭尚未波及，醫師決定採用激素化學治療，將 Testosterone 雄性激素完全根除，幾個月後ＰＳＡ由二十四降為十五，再降到五至三到〇，淋巴節也都消腫，可以說癌細胞已經完全退卻了。

如果不是PSA的檢驗，密勒根作夢也不會想到會患攝護腺癌，因為身體健壯，毫無症狀，小便正常。PSA是測定血液中由攝護腺分泌出的一種特殊蛋白質，如果在4以下表示沒問題，如果超過15就要醫治了。

攝護腺切除手術雖然越來越進步，但是也要住院幾天，約二%的患者術後小便完全失控，需要尿袋。約一半的人需要用尿布以防尿液部份失禁。至於性機能方面，新的手術可以保留兩條控制勃起的神經束，所以手術後一大半尚有性能力。放射線照射雖然比較簡單，但是不能保證殺死癌細胞，一半以上會復發，而且五年內會陽萎。另外，也有植入式放射療法、冰凍法、熱滅法等等均不大理想。將睪丸同時切掉，斷絕雄性激素的來源（太監不會患攝護腺癌）也是辦法之一。

像密勒根接受的激素療法，抑制雄性激素的生產也是好辦法，使腫瘤縮小，然後再進一步開刀切除。國立癌症研究中心NCI目前與默克藥廠合作，臨床試驗Finasteride（Proscar）對PSA三以下，良性腫大的五十五歲以上男人，七年長期服用這種可以阻止雄性激素轉變成致癌的 Testodiol 的藥物，是否有助於防癌。NCI同時也評估各種治療方法的優劣。

ＮＣＩ的癌症外科主任 Steven A Rosenberg，二十多年堅持免疫方法治癌，他發現人體的Ｔ淋巴球可對付外來的細菌及體內產生的癌細胞。癌細胞上面附著的Ｔ淋巴球，不僅可以大量在試管培養，再注射進入人體增強抵抗力，而且可以將Ｔ淋巴球嵌入新的基因，更有效的消滅病毒或癌細胞。這種基因療法，已成功的在密西根大學醫療中心，使三位愛茲病患者獲生機。

許多癌細胞會分泌一種「轉化生長因子—β」（Transforming Growth Factor-β，簡稱ＴＧＦ—β）的物質，像攝護腺癌細胞分泌ＴＧＦ—β之後，使Ｔ淋巴球認不出癌細胞，任其坐大。去年四月初，加州大學洛杉磯分校的癌症專家法克瑞 Habib Fakhral，成功的分離出老鼠的癌細胞，並將癌細胞的ＤＮＡ純化之後，製造出一種蛋白質，再注入老鼠，使癌細胞無法分泌ＴＧＦ—β，因而被消滅。

像這一類的突破性研究成果，終有一天人類會克服癌症的威脅，但是研究經費如何張羅？三年前，密勒根自身與攝護腺癌奮鬥時，成立了一個基金會叫 Cap Cure，預備在五年內籌足二千五百萬美金，提供全世界研究機構對攝護腺癌的基礎及臨床研究。由於基金會的科學顧問們的名氣，在一九九六年三月下旬已撥出二千二百萬美金給幾百位國內外的學者，成為第二大支助攝護腺研究的基金，僅次於NCI的五千九百萬元。

避免吃太多的油脂及肉類，也許會避免癌細胞的產生，至少可緩和攝護腺腫大。多吃青菜水果及豆類堅果等有助防癌，但是如果吃太多南瓜子，對攝護腺也沒什麼幫助。一旦測定PSA大於四，也不必過份驚惶，大多數攝護腺腫大是良性的，即使是癌，也是不會馬上擴散，應該與泌尿科醫師多方研究，採取最佳對策。

去勢 Castration

加州參議院以二十五比一的絕大多數，於八月二十二日通過對兒童性虐待屢犯，施以藥物去勢，以期抑制反常的性慾。加州心理學會及美國民權自由聯盟反對此項法案，他們質疑降低性慾對降低暴力是否有效。此法案針對防止十四歲以下兒童被強暴或被性虐待而設的。

代表小台北地區（阿罕布拉市到柔斯密市）的民主黨女參議員缺席投票，她擔心用 Depo-Provera 黃體素注射到犯人身上，是否真的有效。

有的議員認為用刀子把睪丸切掉才是根本。用荷爾蒙治療算是很客氣、很文明了，在歐洲施行黃體素注射已有幾年，對降低犯罪率成效顯著。如果加州實驗成功，其他各州或各國，包括台灣也會跟進。我想你可以先買生產 Depo-provera 的 UpJohn 藥廠的股票，以期賺一筆。

在避孕藥片中有動情素及黃體素，二者都是女性特有的荷爾蒙，長效性的黃體素針劑也能達成六個月，甚至一年的避孕（因能抑制排卵）。注射於男性，可以抑制睪丸素 Testosterone 的作用。男人如無睪丸素作怪，就無性慾，無性衝動了。

正常的性慾是人類生存的必需，也是社會進步的原動力，如何安排並解決性慾，是每位聰明才智的政治家、宗教家、教育家、藝術家等努力的目標。譬如將近兩千年的科舉，包括現在的高普考及高中高職、大專院校的聯考，簡單說就是要抑制性慾，或使性慾轉向昇華。不但控制人口的增長，而且提高人口的品質。如果教育失敗，或輕視知識，統治者就訴諸強制徵兵，延長服役年限，實施三反五反文化大革命或戒嚴白色恐怖，以期抑制性慾或野心。我看開發中國家的社會亂象，都是執政黨無法搞好性慾問題。

強暴犯者從另一角度看也是了不起，略施暴力，屢次成功，令小男生敬佩，如果他當上議員、黑道盟主、拳手、大商人、小官員，社會及媒體可能默認他是好種，有的母親可能還鼓勵女兒向他獻身。在歐美對兒童性虐待及童妓認為不能忍受，對漢民族來講未免小題大作。

漢民族是強勢的男性社會，淹死女嬰、賣女嬰除了漢民族之外，世界少有。女孩失去童貞，十之八九來自親長及養父兄，把女兒推入火坑，美其名為經濟奇蹟，繁榮工商，台灣雛妓之無法有效遏阻，是基源於漢民族的劣根性。三千年中華男性文化豈可被毀？幾年前台灣幾位女立委不分黨派提案對強暴累犯去勢，就遭遇到男立委不分黨派的反對而作罷。

注射女性荷爾蒙這種引申治安的方法，相信會獲得女權運動者的重視。以化學平衡的辦法來維持社會的安寧與進步，遠比警方、法院、監牢、教誨等來得經濟又有效。

自慰 Masturbation

前幾日有對夫婦到藥局，拜託我介紹專科醫師，因為兒子神志不大正常，父親特別強調，從幼小開始，這個孩子沈迷於手淫。

記得以前初中二年級有生理衛生課，最後兩章是男女性教育，聽說我們這一班的老師要講解，隔壁班的同學也引頸以待，開課那天下午，教室內外擠滿了好奇的學子，由於緊張興奮，加上老師濃重的口音，大家鴨子聽雷，有聽沒有懂，課後又圍著年長的同學拜託補充說明。

初三上學期一次行軍之後，我大概感染急性肝炎，醫生說是黃疸病，體虛無力，有天上午連續嘔吐，班長送我到醫務室休息，正好校長巡視，見我要死不活的，就罵問「你是不是有手淫？」我不知道什麼是手淫，一定是壞事，卻連搖頭的氣力也沒有。後來病情好轉，問同學手淫是什麼，他笑說是打手槍啊，他又透露幾個當時地下流行的兩性術語。

低等動植物不分雌雄，有些動物雌雄同體或可自動變性，如果不是為了生育強壯的下代，男女是不必結合，不必勉強在一起，大可獨善其身或同性共處。獨身時，就以動物的本性，自慰來解決性的問題，手淫是自慰的主要部份，還要加上性的幻想。現代視聽如A片電影、電視、錄影帶、電話、電腦網路等非常利便，往往不必手淫就可達到自慰的目標，隱密的性興奮高潮，藉以平和性的焦慮。

教育的目的除了啟發智慧、增加知識技能之外，也希望昇華性的衝動、焦慮，提升人類在科學、藝術、文學、運動等各方面的表現。青少年男孩，每人都有夢遺的現象，通常兩三個月一次。大專學生忙於學業，無暇兩性的戀愛遊戲，每星期一次的自慰，既省時間又不惹社交上的麻煩。

傳統的東西方觀念，皆視自慰為罪過。聖經舊約創世紀篇，第三十八章，歐南Onan受父命，與新寡的嫂子圓房，歐南遵命，卻故意性交中斷，即體外泄精，以免嫂子受孕。歐南浪費精液種子，因而遭上帝處死。古早時生存環境惡劣，繁殖困難，種族生存不易，視精液如生命，有精才有力，有精才有神，豈可白白浪費。男子發情及冠，十五、六歲，父母就安排婚姻，以利多子多孫，增加財富，視自慰、避孕、嫖妓為不肖子的行為。

現代男孩生活富裕，樂趣享受極多，加上雙親不以兒孫繞膝為福，所以可以求學玩蕩到三十幾歲，再考慮結婚還不遲。婚前，除了夢遺之外，偶爾自慰，是正常的，對身體健康是毫無妨害的。在中國歷史上，自黃帝開始就接受同性戀的事實。

近人將自慰 Masturation 譯成手淫，可以瞭解一般士大夫還認為性即是淫亂，以手淫浪費精液是不能提倡的。其實女性照樣需要學習自慰，許多女性只有在自慰中才能達到高潮。性的滿足，不僅是獨身、喪偶、失婚，甚至於有缺陷婚姻的女人，都應該跟男人一樣，享有自慰的權利與自由。前年台大女生爭取觀賞A片的權利，有其正面的意義。

自慰不僅是性治療的一部份，而且是社會安定祥和的因子，與其教導女子自衛之術，不如教導男子自慰的技巧。像美國的都市社會，巧妙的提供男子性發泄的服務，藉此，良家婦女、女孩才免於受強暴的恐懼。

最近在台北，有社團聘請醫師、性學專家指導知性之旅，開講性生活技巧，其中包括自慰、愛撫、互慰的項目，參加學員男女老少，夫妻單身皆有，是值得鼓勵的社會運動。

「早」生貴子

對一般人來說，生兒育女是簡單自然的事，不必上課就會了，反而是防不勝防，要不生才得用腦筋。但是在美國，每七對夫婦就有一對不能懷孕生育，去找婦科醫師，大半是解釋經期、排卵期及那幾天是黃道吉日。

在藥局可以買到懷孕試紙及測排卵期試紙，測懷孕要用早晨下床時的尿液，測HCG（Human Chorinic Gonadotropin 人體脈絡膜親生殖腺素）是否存在尿液中，如有，就是受孕了。測排卵期比較麻煩一點，要連續測四天到六天，不可用清晨的尿液，最好試早上十點到晚上八點之間的尿液，每天固定時間，測其中是否含有LH黃體素（ Luteinizing Hormone），如果LH突然增高，表示二十二～四十四小時之內會排卵。

教科書及醫師近三十年來，一向以為測知尿液中LH突然增高之三十六小時內，是行房受孕最佳時機。但是一九九六年三月出版的大眾科學雜誌『發現』，報導一篇國立環境衛生科學研究院的研究成果，卻意外發現要在LH突增當天行房，受孕率最高，隔天就失去良機了，也就是說要提早整整一天。

據研究者之一 Allen Wilcox 的解釋，他們是以二二一位健康而且想生育的婦女做研究對象，每天上午收集她們的尿液，她們則記錄行房時間，如此連續六個月或直到懷孕後八星期。

在一九二名懷孕者的記錄中顯示，她們是在排卵當天及排卵前五天行房而受孕的，而且越近排卵期受孕率越高。其中二十九名未受孕，佔一三·一六%，接近七分之一，與先前統計數字相符。在這次研究調查中也發現，用基礎體溫計測量體溫之稍微增高，而斷定排卵期，是非常不準確、不可靠的。

Wilcox 的建議是如果想懷孕，要提「早」行房，因為精子在子宮及輸卵管中可存活五天，而卵子有時一天之內就失效了。排卵之後，子宮頸分泌粘稠，精子無法穿越，也坐失良機。在排卵日之前天天行房，他認為受孕率最高，不會因精液稀少而減少受孕機會。這可能對夫妻雙方來講都是好消息吧，有耕耘才有收穫。

如果妳的經期是二十八天，那麼在月經完全停止之後的第七天開始，連續行房五天；如經期短一點的二十四天來講，月經停止後第三天就有可能受孕了；更短的二十一天經期，月經停止當天就有可能受孕。

因此，節制生育的夫婦，在月經停後五天及月經來之前七天屬於安全期，但是最好也要用避孕套以防萬一。想生育的要在排卵期前五天就開始行房，以增加「中獎」機會，不要讓體溫計及測排卵試紙誤了良機。如女性分泌會比較粘稠的，可服咳嗽水 Robitussin 或多吃點白菜、菜頭、芥菜等涼性的蔬菜，會稀釋子宮頸分泌，讓精子如魚得水，奮勇向前。

冷敷與熱敷

有位顧客在電話中問藥局有賣熱敷墊嗎？我自以為貨色齊全，沒想到他帶來一片「漢方熱敷墊」，是日本製在台北買的，發熱的原理是利用鐵粉、炭粉等磨擦，緩慢的氧化燃燒。美國式的熱敷墊不外是電熱，或用微波爐、滾開水加熱，後來他買一個也是日本製，複合銅線混紡的護腰，據說可自然保溫發熱。

美國雖然科技發達，但是像噴霧器（Vaporizer, Humidifier），或熱敷墊（Heating Pad）還沿用五、六十年前的舊式品牌，實在無奈。數年前我無意中買了一台韓國製三星牌的超音波噴霧器（Ultrasonic Humidifier），可調整室內濕度，整夜無聲操作，相當理想。冷敷基本上還是用冰水袋，雖然也有一種用力擠壓會發冷的袋子，但是只能用一次。

通常扭傷、撞傷、燙傷、跌傷時，受傷部位會產生腫脹發炎，這時要用冷水沖或冷敷，以減輕局部組織的壓力及溫度。最簡單的冷敷袋是用兩層塑膠袋，裡面裝冷水或加幾粒冰塊即可。可以多次使用的冷敷袋平常存放在冰箱的下層，不可放在冷凍庫，如果從冷凍庫拿出來用時，最好再套一層塑膠袋，而且只能輕敷患部數秒鐘就要移位，以免皮膚凍傷。

冷敷有時不能消腫，還要綁緊及抬高。冷敷時接近皮膚的血管收縮，減少瘀血，幾分鐘之後，收縮血管的神經被冷卻中斷，血管又開始擴張。因此，冷敷時血管收縮及擴張交互進行。冷敷時，神經傳導速度降低，也會舒緩肌肉的緊張，有止痛作用。用冷敷緊急處理之後，看傷勢，不可大意，要找醫師，照X光，確定有否骨折。

熱敷或浸熱水時，剛開始會覺得很燙，隨即由於血管擴張，將熱度帶到身體其他部位，不再覺得那麼燙。如果運動的目標是要發熱流汗，那麼洗熱水浴或其他的熱處理，多少有一點運動的效果，會讓人輕鬆愉快。

熱敷不適宜受傷時的緊急救護，因為溫度的升高會使組織細胞對氧氣及營養需求量增加，而且熱度會提高組織胺（Histamine）及前列腺素（Prostaglandin）的分泌，更使組織紅腫，甚至流血更多。

熱敷主要用於慢性或長期的復健治療，譬如腳抽筋、經痛、經前的子宮痙攣，熱敷可減輕痛苦。吹冷氣或冬天時候如果戴上毛呢帽或口罩，可以預防頭痛或鼻腔乾痛。腰酸背痛、膝蓋、手肘關節痛、頸肩凝硬等，用熱處理，加上按摩或一些止痛的成藥，效果加速，減少痛楚，輕鬆筋肉。各式各樣的護套（Brace）也有保護、保溫、復健的作用。

熱敷時要注意避免燙傷皮膚。要確定不要超過三十分鐘，而且溫度要能有效控制，如果患者自己不能開關或睡著了，要有自動調溫開關。熱敷之前不可塗 Bengay

這一類的止痛油膏，以免皮膚組織吸收過量的薄荷腦、樟腦、冬綠油精、松節油等成分，而灼傷壞死。

熱敷袋最簡單的製法是將食鹽或砂在炒鍋中炒熱，裝入布袋即成。近年來有一種熱敷墊除了發熱外，還會產生蒸氣，有時效果不錯。中風後身體一邊失去知覺，以及糖尿病人的腳，都不可用熱敷，以免燒傷。

寫到這裡，忽然懷念小時候圍的肚兜以及冬天棉被藏著那隻「水龜」，現代家庭隨時有熱水、暖氣及浴缸，可惜缺少那種閒暇以待的時間。如果你知道冷敷熱敷的道理，對身體的快速復健或許有點幫助吧。

聲音與聽覺

八月十一日到洛城小東京參觀日裔二世祭，車子剛停好，會場就傳出振奮人心的擊鼓聲。我坐在表演台旁邊的石階，和上千的觀眾一起聽太鼓隊操演，除了耳膜跟鼓皮同振外，胸腔也感受鼓聲的壓力而共鳴，熱血沸騰，彷彿一場戰爭即將開始。

想起高中時代參加不成軍的軍樂隊，擔任小鼓手的往事，非常羨慕台上的男女青年可以盡情用力敲打，而不怕鼓皮破洞。以前的小軍樂隊，大鼓及小鼓各一，稍一用力，鼓皮就破。如何輕快下手，在節律中參與幽默，變成我不討厭敲擊樂器的心得。當然太鼓隊可表現力與壯，但是連續聽十分鐘，聽覺神經就不耐煩，就想上台敲自己的，不然就走遠一點，才不會頭痛。

我希望那些鼓手都戴耳塞，不然長期訓練，一定跟熱門音樂一樣使人重聽。在叢林或洞穴，我們的祖先耳聽八方，任何微小的聲音都能分辨才能生存。

天生耳聾的很少，大多是細菌感染中耳或內耳，或者是被某些抗生素如 Gentamycin, Streptomycin 之類的副作用損害聽覺神經，當然耳膜被異物弄破或被刮耳光震破也會失聰。

住北極圈的愛斯基摩人，只聽風聲犬吠照理應該聽覺很好，但是數十年來大多數的男人都重聽。原因是他們捨棄標箭而用來福槍，久候冰洞旁，一旦發現海豹游出，馬上開槍，就像鞭炮突然在耳邊炸開一樣，耳朵裡面會嗡嗡叫，而開始耳鳴，也就是聽覺神經來不及關門而受損。解決之道是用滅音槍或戴耳塞。

我們入睡時聽覺神經也大部份休息，要用鬧鐘才能吵醒，尤其小孩子讓你叫不醒的。大多數的政客也有這方面的修養，不但將選民的聲音當耳邊風，就是選前的誓言也忘得一乾二淨。

有一次在小台北享受全套的台式理髮，包括掏耳屎。那位師傅在燈照下，很輕巧的用鋏子從右耳挾出好幾大塊的耳屎，「哇塞，又一塊」，把它排在我手上的衛生紙，換到左耳，「咦，怎麼清潔溜溜，一塊也沒有。」我說：「大概都被你從右邊掏光了。」他開玩笑說：「一定是你老婆睡在你右手邊，枕邊細語聽煩了，自然塞滿耳屎，不然怎會這樣。」其實耳屎耳蠟，具有消毒防蟲的作用，油性一點較粘，易塞住耳道，乾性一點，過些時日易自動掉出來。

音波在空氣中傳播每秒三三〇公尺，在水中每秒一五〇〇公尺。鯨魚在海中，發出不同聲音，可跟數百公里外的同伴通話。你趴在鐵軌上，耳朵也可以聽見十幾公里外的火車聲，有時經過十幾分鐘才看到遠遠的火車來。人類的耳朵雖然逐漸退化，但是訓練有素的音樂家，卻可以分辨出極微小的不同頻率。什麼聲音最好聽？據統計調查，美國人認為自己的名字最好聽。你認為呢？觀世音菩薩修行時，聽潮音而知世人之疾苦，贏得後世佛教徒的敬拜。

一個月前曾參觀加州理工學院電機系研究大樓，有位朋友的孩子在戴教授的研究室，從事助聽器的改進。目前最進步的助聽器已小到可以完全塞進耳道，從外邊看不見。未來的助聽器將更精密而堅固，而且可大量生產，像電子錶那樣便宜。聽覺神經受損者，也可將靈敏的電子裝置植入內耳，藉以恢復聽覺。

失眠的人，有可能一部分是因為聽覺神經不能關門，而飽受雜音或寂靜的煎熬，希望新的助聽器有新的功用，也能讓聽覺神經慢慢休息下來，一睡到天亮豈不善哉。

有時，無聲勝有聲，精彩的演講或美妙的音樂，都要有休止符。

憂鬱症 Depression

前幾天寒風冬雨，夜來無事，隨手從書架上取出『林肯的人格發展』中譯本，十年前曾讀過，再讀之下，發覺翻譯及校對都有許多疏忽之處，但是林肯一生的悲慘以及深沉的憂鬱，依然充滿字裡行間。加上我剛看完『浪淘沙』作者東方白的鴻爪雪跡自剖半生的錄影帶，書成之前他曾經兩度陷入不能自拔的憂鬱，幸經賢淑的夫人及朋友們的多方鼓勵支助，才重拾人生。

因此，這星期來我無形中也感染了一絲絲的憂鬱，若有所思。如果食無味，睡無眠，恍然若失持續幾星期，就有資格被醫師診斷為憂鬱症 Depression。

偶爾的憂鬱，觸景生悲，或親友病痛喪亡，而引發的悲傷沮喪，每一個人都有類似的生活經驗，只要拜訪些親戚好友或看一場好電影，大部份的人都可恢復正常的生活作息。

憂鬱症可以略分為兩種型態：一種是主要的憂鬱 Major Depression，症狀包括：

▲持續的悲傷、焦慮或空虛感。

▲對日常活動失去興趣，包括性生活。

▲失去活力、易累，有慢半拍的樣子。

▲失眠、嗜睡，或太早醒來。

▲不易集中精神、作決定或記憶欠佳。

▲凡事悲觀，無奈。
▲無助感、罪惡感，或凡事覺得沒有意義。
▲想死或有自殺的傾向。
▲易興奮激動又常悲泣。

一個人如失去錢財、名譽或親人，短時間可能都有上述的症狀，如果症狀持續而無法改進，就要找專科治療。

另一種是精神分裂的憂鬱 Manic Depression，大半發生於二十幾歲，症狀有輕重之別，輕的只有親近的人才會發覺出來。

▲過度興奮或激動。
▲精力充沛不需睡眠。
▲好講話、不安、性活動增加。
▲腦筋飛轉，常改變主意。
▲想法誇張又容易迷惑。

引起憂鬱的原因很多，有的只是單一原因，以下略述數種。

(1)疾病

長期生病或突然生病如糖尿病、帕金森症、中風、癌症等都會引發或加重憂鬱症。

(2)藥品

有些藥品的副作用是會憂鬱，像降血壓藥、鎮靜劑、安眠藥等，有時是兩三種藥合用時更加重副作用。

(3)個性

沒信心，依賴別人的易產生憂鬱。

(4)生活遭遇

親人去世、離婚、失戀、經濟困難、流浪他鄉等。無親朋好友的人遇到這些情況，更易長期憂鬱，亟需治療。

患憂鬱症的人常自覺無病，以為過一陣子就會好，尤其年老的患者，更易唉聲嘆氣，不願接受治療。其實目前藥品相當有效，服用幾天就能感覺出生活的歡樂，恢復往日既充實又有希望的日子。

例如，三環抗憂鬱藥（Amitriptyline, Nortriptyline, Imipramine 等）碳酸鋰 Lithium Carbonate（專門治療精神分裂型的），以及近年才上市的 Prozac, Paxil, Zoloft 等新藥，藥效顯著明確。

心理治療及宗教信仰，對憂鬱症的患者也多少能指點迷津，解破執著，將負面的想法去除，增進人際關係的融洽等，都有助於跳出憂鬱的圈套。

（本文主要資料參考美國精神衛生部發行的小手冊）

你睡飽了嗎？

小男孩好玩，不愛睡，有時會問，為甚麼要睡？媽媽說：「傻瓜，不睡怎麼會長大？」不僅是人，連植物也都是在夜間休息睡眠時長高的。成人經過一日的工作奔波，到夜晚平均矮縮一公分，只有躺下睡眠時，全身受壓縮的軟骨才有機會伸展，早上醒起來又恢復高度。

古早時見面問吃飽了嗎？現在食物過度豐富，很多人在吃素減肥，不敢吃飽，只能吃了不餓，就好了，所以未來二十一世紀流行的打招呼是，你睡飽了嗎？真的，學生忙著功課學習，成人忙著工作賺錢，電視節目看不完，那有時間看報紙雜誌？要看書或錄影帶，只好犧牲睡眠時間了。

以前在台灣聽人講忙得沒時間睡，「我那有那麼多的美國時間？」覺得那個人很了不起，不是賺大錢就是很成功。來美國久了，工作之餘，參加社團活動，培養趣味，學點新玩藝，甚至兼點差，賺點外快，「我實在沒有那麼多的中國時間。」太忙了，工作有壓力，經濟或感情有問題，也會睡不好，睡不飽。

有的人本身就是數十年來都睡不好，睡眠素質差，每日睡三、四小時，服安眠藥也只多睡一兩小時，可能腦波有問題，不久將有一種腦波調整器，想睡時，就開儀器，將最舒服的電波送進腦裡的睡眠中心，好好睡，第二天又是生龍活虎，精神十足。

起厝驚瓦漏，醫生驚治嗽（蓋房子的怕屋漏，當醫生的怕治咳）。醫生也怕失眠的患者，雖然安眠藥很有效，但是越吃越重，藥效越來越差，會上癮又會過量，更怕病人累積安眠藥，一下子五十粒吞下去，隨彗星上西天。好醫生都很小心開處方，嚴重的失眠要去睡眠中心看專科醫生。

性的發洩是僅次於安眠藥的最佳入睡方法，近十五年來，美國成人錄影帶的製片及出租業一枝獨秀，營業額達到空前的高峰，在在顯示和平安定的社會，有這方面的需求。兩性的性關係不易圓滿，自慰也可能達成性的發洩，平服睡眠中樞。

根據一九九七年三月的消費者報告 Consumer Reports，除上述二種法寶之外，還有以下助眠的方法，效果依次是：閱讀、松果腺素 Melatonin、熱水浴、安眠的成藥、酒、藥茶等。

閱讀當然比數綿羊有效，尤其讀一些心靈方面的書，所謂夕聞道，安睡可矣，讀不懂可能較好睡，以示謙虛。

松果腺素，一譯眠樂多寧或褪黑激素，它是人腦固有成分，可用來改正時差及助眠，但是有些人覺得無效，甚至有副作用，對一些失眠的人，松果腺素是恩賜，因為不需醫師處方，又便宜。喝溫牛奶除了營養，心情放鬆外，它還含有 tryptophan，化學構造與松果腺素非常類似。

獨居或獨房的人用音樂、收音機或電視來防止胡思亂想，也是容易入睡，最好可以遙控開關，有一種錄音帶及錄影帶是海浪的潮聲，對某些人很有效。

阿斯匹靈本來是解熱鎮痛劑，也有一些昏睡的副作用，每晚一粒又可預防心臟病及預防各種癌症。胃差的人，劑量要減輕。

安眠的成藥主要成分都是抗過敏藥 diphenhydramine（Bena），是利用它會昏睡的副作用來使用。有些人吃過敏藥 Actifed 也易入眠，缺點是口乾易便秘，翌晨有時腦子不清楚，還愛睏（服半粒可改善），優點是半夜少起來小便。

睡前喝一小杯酒，有助放鬆、活血、安神，壞處是易過量成癮。如有服用抗過敏藥、鎮靜劑、安眠藥等，請勿再喝酒，以免中毒。

有些藥草含鎮靜或擴張血管的成分。冬天，喝杯熱的藥草茶也很舒服。放鬆術以瑜伽最佳，像太極拳、散步、體操等也幫助心身放鬆。當然，前述的各項法寶，包括性的活動，主要目的也都是要放鬆。

有好床，安靜的臥室，安全的住家，無債一身輕，清心寡慾等等，也都是睡好眠的必要條件。最不幸的是身處一黨獨裁的國度，半夜敲門，神仙也睡不安。

為什麼怕髒？

專欄方塊作家何凡寫過一篇文章，很風趣的問上半身與下半身的界限在那裡？他母親在他行李袋中塞進兩條毛巾，吩咐一條是擦上半身，另一條則擦下半身，大概下半身比較髒吧。

在我藥局有位實習生，有潔癖，經常洗手，尤其摸過鈔票之後，更是非洗不可，好像錢是骯髒的。在大學時代，有位後來專研公共衛生的同學，他擔心坐馬桶會感染惡疾，車上給乘客拉的吊環，應該定期抽驗細菌數，有些同學相信他的話，提心吊膽的蹲在馬桶上解放，險象叢生。（最近報載，台灣有位胖學生，蹲馬桶如廁，大概噸位太重，馬桶瓷環破裂，割破屁股，流血不止，送急診終不治。）

上回參觀沙漠博物館，一種小蛇自衛有道，遇敵時身上會發出一種臭味，讓大牠數倍的響尾蛇聞臭而逃。館員解說時歡迎遊客抱蛇，但是叮嚀一定要去洗手，因為蛇皮含特殊細菌，易使人致病。原來臭的、粘濕濕的，看起來髒髒的，最好避而遠之，以免受感染而喪命。

事實上呢？不一定是對。據衛生局調查，鈔票上面的病菌幾乎沒有，也沒有人因為坐馬桶而感染皮膚病，車上的吊環也不會傳播細菌。只要你用肥皂洗過身，用一條毛巾擦上擦下都沒關係。

當然，家有家規，像我家，不僅入門要換拖鞋，進臥室又要脫拖鞋。洗衣籃有兩個，一個是裝髒衣褲，另一個是裝洗好的，是不是很麻煩？我的「牽手」在美國當過病理檢驗師，一般的微生物逃不過她的法眼，像生魚片、生蚵，她寧可不吃。我是比較隨緣，有什麼就吃什麼，花生米掉在地板上，我一彎腰，眼明手快，擦一下，就往嘴裡丟。

兩、三歲嬰孩看到什麼都要抓來吃，連自己的大便也不放過，父母親看了，趕快阻止，髒髒，打手心，去洗手，從小養成衛生習慣。但是家裡太乾淨了，出門在外邊可能缺少抵抗力，易被感染。正如已開發國家的人，去沒有抽水馬桶，沒有污水處理的地區遊覽，不能路邊隨便買來吃、買來喝。主要是怕食物或飲水含過量的大腸菌及其他細菌。像我從小就「垃圾吃垃圾肥」，到鄉下點心攤，坐下來照吃，很幸運的極少鬧腸胃。

即使吃壞了肚子，瀉幾次，只要注意保持水份鹽份，通常沒問題。較辛苦的是流行性感冒引起的胃腸炎，大部份抗生素無效，只好吃點止瀉止吐的藥。經由空氣傳染，尤其是濾過性病毒，實在不是獨善其身，保持乾淨衛生就能避免的。

與其怕髒，倒不如注意環保，例如衣物不要塞太滿，房間空氣才流通；冰箱不要裝太滿，食物才會新鮮；胃腸不要灌太飽，上下才會暢通。定期清理儲藏室或車庫，該捨就捨，戶外積水要清除（台灣流行地下室蓄水，蚊蟲滋生，難怪登革熱年年傳染），不要隨意蓄養動物等等。

不怕髒的人社會給他們的酬勞較高，像貪污的官員、醫師、牙醫師、妓女、影歌星等等，如果他們不是為了貪錢而不怕髒，就值得世人的懷念與敬仰，像馬偕醫師、蘭大弼醫師、德蕾莎修女、史懷哲醫師，成千上萬的慈濟義工，以及在世界上每一個社區的義工。

很奇怪，衣著寶氣神聖，又懂神通氣功，似乎很乾淨，結果卻是骯髒的。要知道什麼是骯髒的，實在難啊！

流行感冒

春節過年除了鑼鼓喧天外還要放炮竹，為的是要把魔鬼嚇走，見面要說恭喜，恭喜沒被閻羅王請去。每年冬天，魔鬼之一是流行感冒，幾乎有一半的人是在冬天被魔鬼纏身而向閻羅王報到。

本世紀有幾次嚴重的流行感冒，一九一八年全世界因感冒而死亡的人數是二千萬，單是印度就死了一千二百萬人。美國較輕微，死了五十五萬人。統計顯示，約五十倍的人在那一年患感冒，平常的流行感冒甚少喪命，大概是死於併發症如肺炎。

隔一兩年我也會跟著流行。考完期末考後，許多年輕人紛紛感冒，寒假在家休養還好，有的學期一開始，又把感冒帶回家，所以教室是感冒病毒的溫床。開業藥局每天接觸感冒的病人，也是容易被感染。今年元旦夜，我冒雨送朋友上機場，半途忽覺喉嚨有點乾痛，輕咳一兩聲，我就知道已經感冒了，第二天果然塞鼻、打噴嚏、咳嗽等，只好吃點感冒藥，多喝水，盡量休息。

通常感冒一星期就會好，有吃藥沒吃藥都差不多。吃藥的目的是要減輕症狀如發燒、頭痛、流鼻水、咳嗽、骨頭酸痛等等。醫師有時會開抗生素，並非針對感冒病毒，而是要預防併發症。因此，感冒不一定要吃消炎抗生素。不過也奇怪，有些媽媽知道孩子一定要吃那種抗生素，否則，感冒好不了，會拖很久。

引起流行感冒的濾過性病毒，大略可分A、B型，B型又分許多型，因地區、年份不同，濾過性病毒多少會有不同的突變，好像每年都會設計不同型的汽車一樣。因此，疫苗公司要早一年或早半年在世界幾個重要地點，尤其是人口稠密地區採樣，看是否有新型病毒出現。

據世界衛生組織幾年前的調查，台灣及美國的流行感冒病毒主要來自中國大陸，尤其是江南地區，養鴨、養豬在一起的爛泥巴、污水，其中的病毒最活躍，最有組織力。預先採樣，帶回試驗室培養，一旦前線情報指出可能某某號病毒開始打游擊，有可能壯大成軍，疫苗公司就加它進去，因此，每年感冒疫苗會稍微不同。

經過幾十年的研究及累積經驗，感冒預防針已建立信譽，接受預防針的每年越來越多，我想明年十月我會去打感冒預防針，即使打完針後再感冒，也可能比較不會那麼嚴重。像今年，也有幾位年歲大的人，打過預防針不久也感冒了，但是都很快復原，甚少拖延或有併發症產生。

一旦感冒，最好請假不要上班或上學，以免傳染別人。如果平時公司老闆不體諒員工，患重感冒還要你去上班，那麼很可能公司一半的人會感染到你的感冒。幼稚園老師常叫家長把發燒咳嗽的小孩帶回家，以免感染到更多的孩子。

感冒的時候沒什麼食慾，吃不多，能多喝點熱湯就可以，趁機會瘦一兩公斤也是福報。如果真的可以躺在家，就多準備一些報紙雜誌及兩本好書，病中讀書最有心得。會玩電腦的人，感冒可能不會很難受，玩累了再去睡覺。當然電視的電影節目或運動比賽也是好伴侶。

感冒時一般的成藥都有助於減輕症狀，除非咳得很厲害或有痰或肺部痛，否則不一定要看醫師或吃抗生素。如有急事或預定旅行，當然就要準備週全，醫師也可以開對濾過性病毒有效的抗生素，幫助你打戰。最糟的情況是躺了兩星期，彷彿大病一場。

患了流行感冒有何益處？我想沒有，對下個月的感冒也沒免疫，有的話可能錯失班機，而免於空難或躲過一場車禍，聊以自慰。

在美國誰易輕生？

有位老太太，身體相當健康，八十出頭，自己一個人住，雖然幾個兒子媳婦都很孝順，但在她喜歡自由自在，七、八年前老伴過世了，比較孤單無聊，偶爾吸支煙，沒有別的嗜好或娛樂。兩、三個月來藥局拿一次降血壓和安眠藥，定期看醫生，除了因為自己付藥費常嫌貴、心痛外，是一位很好的顧客。

今早，來藥局，我幫她量血壓，非常好，只抱怨近一兩個月皺紋增多不少。配藥時聽她嘮叨，老了，沒用了，零件一件一件壞了。想到要再去看專科醫生就頭痛。還是老伴有福氣，先走了，你看，十幾年來，每天要吃四、五種藥，腹肚做藥櫥，人老了有什麼用，只是白吃飯，不如早點死算了。

年老力衰，加上長年服用降血壓及安眠藥，容易使人意志消沉，活得不快樂，雖然有時想到死也是一種解脫，但是這位老太太仍相當堅強，有勇氣繼續往前走，只是心無掛礙罷了。什麼樣的人容易輕生？或許你也略有所聞，但是在各行各業中，藥師竟然排名第二，奇怪吧。

根據美國國立職業安全與健康研究中心的統計報告，一九七九～一九八八年之間，二萬六千四百名（在二十六州）二十歲到六十四歲的自殺者，在二百三十種行業中，自殺率最高的前五種行業如下：

行業	風險
①心理醫師	三・四七
②藥師	三・三五
③醫師	二・八八
④保險、投資業務員	二・三三
⑤律師	二・一三

（風險以一般大眾自殺率當作一・〇來比較）

可能也有些人屢次自殺被救，心理醫師、藥師和醫師由於專業的知識，所以一次就走了，被救是意外，自殺率偏高也是有部分原因。反過來看，自殺風險高的行業，要快樂過著有意義的人生，比率一定是不高的。

每年有三萬個美國人自殺，也就是每十萬人口中每年有十二人自殺，這比率大概低於日本、台灣及中國。春天及星期一較多自殺，女性嘗試自殺者是男性的三、四倍，自殺成功者男性卻比女性高三、四倍。以手槍自殺者最多。離婚、喪偶、老年人、白人住山區的人也較易自殺。患抑鬱症、精神分裂症、酒鬼、緊張、恐懼症，以及自認絕望的人也易有自殺傾向。

從行業的自殺風險來看，賺錢多、壓力大、過分勞心、每天接觸病人或不知足、不快樂的人，這種行業風險就高。許多父母硬逼子女踏上自殺風險高的行業，居心不知何在。像台灣的醫師不只日夜看病，還兼護理、賣藥、住家兼醫院，放高利貸、炒地產，雖然不知自殺率，但是平均壽命比平常人少十數歲，也是令人歎氣，可惜。

自一九七〇年以後，美國藥學院學生就女多於男，當時有一句笑話「只要你會數到一百就可以當藥師了」。

現在大學畢業後再唸四年，拿了臨床藥師的執照，如果每天只是數藥粒，接電話，那麼兩年下來不患抑鬱症者幾希。女藥師不僅難找對象，而且婚姻更不易維持。

為了職業工作而犧牲正常的家庭生活，如果心靈無處掛，不知不覺染上藥癮、酒癮、毒癮，遠離社會人群，自我尋求解脫也就不遠了。

美國的藥師還有點尊嚴，不像台灣或日本藥師那樣向醫師討飯吃。近兩、三年來美國的藥師被醫療保險公司及連鎖藥店，擠壓得沒有幾個人笑得出來。像我這老江湖掛葫蘆的，撿幾隻原子筆，每星期嘰哩咕嚕的囉嗦一篇，無他，苦悶的象徵，避免精神崩潰而已。

處方藥品的去向

購買醫療保險時，如果可以不包括處方藥品時，最好不必包括處方藥品，因為在整個醫療體系中，藥品的花費只佔十分之一。

美國處方藥品的管制趨向如下：

一、許多特效藥隨著十七年專利的到期，漸由普通廠牌代替名廠牌，甚至名廠本身也出普通牌，價格至少便宜一半或便宜十倍以上。

二、處方藥很多變為OTC成藥。

三、郵購藥局盛行，一般社區藥局及連鎖藥局倍感威脅。

四、藥師自行配方，給藥。

除非你有慢性病，需長期服藥，假如高血壓、心臟病、神經系統或內分泌系統失調等，每個月藥費可觀，否則藥費是有限的，像降血壓藥，新藥當然貴，用舊藥每個月十幾元也有很好效果。

現時流行的團體保險，處方藥品方面，都經由電腦處理，如果有普通廠牌，藥局一定要用普通牌，不能用名牌，除非患者提高自付額或付差額，不然，藥局是要賠錢的，處方藥像Dyazide（利尿降血壓）、Lopid（降血油）、Xanax（安神）等，為了保持市場，名廠自動出品普通牌，只是顏色略為不同，有些患者自以為懂很多醫藥，只認顏色，顏色形狀一改，即使是同一家名廠牌，他也不能接受。

一般感冒、過敏、止瀉、通便、經痛、酸痛、頭痛、痔瘡、胃片、胃乳、維他命等都不需要處方，即使醫師寫在處方籤上，保險也不付，所以懂得利用OTC成藥，變成必修課，小毛病自己照顧，這樣才是好國民。

自家診斷的試紙很方便，像尿糖、血糖、膽固醇、受孕、排卵期及血壓計等越來越進步，尤其血糖機，較輕微的糖尿病只要知道血糖數值，從飲食、運動來控制，往往比單純依賴藥物維持良好，以上這些保險都不付的。

有些醫師比較認真、比較傳統，患者喜歡去，不但有打針而且順便拿藥，尤其是自費患者，是無不妥之處，何況藥廠推廣新藥，送給醫師許多樣品，認識交結一兩位醫師朋友，對處方藥品的取得也是很方便的，往往醫師一通電話，藥局就幫你把處方藥準備好，等你。

在美國，退休人員有一半以上藥品是用郵購的，它是一九五〇年代才開始，本來加州禁止，都要把處方寄去內華達州，現在加州各地都有了。醫師電話、傳真機都可縮短郵寄處方的時間。加拿大有一家郵購藥局，設計 Pharmsphone，在超級市場擺一個電話專櫃，在螢幕上藥師可以與你對話，就像電視訪問那樣，你把處方及保險卡、信用卡傳真過去，藥師就可以跟你討論回答有關用藥問題，近的話，第三天就收到藥品了。

郵購藥局的進貨成本極低，往往是社區藥局或連鎖藥局的三分之二，是不公平的競爭，最常寄的藥品是雌激素、甲狀腺素、制胃酸、降血壓及糖尿藥等，如果當天急需，或郵寄失誤，有些老人只好到附近藥局先買。

什麼制度都一樣，政府管太多都不好，美國真的需要全民健保？我有幾位顧客，得重病，到縣立醫院開刀，甚至住療養院，不費分文，而且尚未取得居留權，美國還是有基本人權的國家。

身體的健康保養完全靠自己，藥物只是暫時的幫助，有醫療補助卡或保險卡的，不要濫用，因為一針一粒到最後還是每一個人要與你分擔。

有社會責任的醫師

一九七七年我住在新竹工研院的光明新村，有一天看到一則不起眼的地方新聞，當地衛生局將舉辦醫師檢定考試，凡過去三年在新竹無照行醫，而且曾因密醫被取締罰款者，皆有資格參加。實在令人難以置信，有密醫經驗就有資格當醫師？後來才知道，政府是要安排衛生兵轉業，加上鄉下醫師奇缺，醫學生畢業後一大半去美國淘金去了。我不明白的是，為何不動員藥學系畢業生？他們服的兵役是醫官，十足的密醫，而且也是醫學院畢業的。

昨晚四月二日參加「蘭嶼之夜」，接待來內華達州核爆中心示威祈福的台灣原住民，聽取蘭嶼人對核廢料的看法。由一九六七年生於達悟（Ta-U 即蘭嶼）的 Si-man Pang（董美妹）報告，梅心怡英譯，聽眾除了洛杉磯二十幾位熱心的台僑外，還有十位洋人，他們大都是「有社會責任的醫師」（Physicians For Social Responsibility）洛杉磯分會的會員。

約三十年前，我很幸運的參加大學教授蘭嶼考察團，由高雄坐登陸艇，到蘭嶼採集藥用植物標本。由於指導教授那琦，早幾年即曾拜託蘭嶼鄉長江瓦斯，郵寄七種山藥的標本材料，這次相見如舊友，彼此以日語交談，鄉長還約紅頭村村長，帶領我們這一組翻山越嶺，深識蘭嶼原始之美。從此，我對蘭嶼發生的一切都很關心。前年有兩位蘭嶼牧師來洛杉磯，我也很榮幸有機會跟他們暢談。

三月初梅心怡拜託我安排餐會時，要我和 R. Partrey 醫師聯絡，在電話中我實在搞不清他是那一科的，又好像是不務正業，那會有什麼「有社會責任的醫師」？

昨晚和他交換名片，才確定他是好管閒事的醫師協會全職總幹事。不只我驚奇，連王景聰醫師也頭一次聽到有那樣的組織。

餐會在溫馨感人的氣氛中進行，台灣原住民族部落聯盟也分發資料及設計特殊的小旗子。這時好友黃俊德牙醫師從鄰桌過來聊天，認為我上個月隨筆「賀台灣醫師重生」，對台灣醫師的開業現況不瞭解。許多醫科畢業生面臨失業的困境，台灣的開業醫師很慘，有的實在走投無路。我正傾聽時，同桌的黃先生替我幫腔了，他以消費者的立場，強調醫藥分業的重要。

台灣有許多傑出的醫師，不僅在國內，甚至在日本、美國的醫學院當教授，頗有國際聲望。也有更多的開業醫師日日行善，甚至在偏僻的鄉村醫療服務。可惜的是，和我同輩或晚一輩的醫師，在台灣值得社會尊敬的似乎不多。唸研究所第一年的寒假，我和數十位中南部開業醫，一起在士林衛勤學校，特種預官訓練一個月，對開業醫如何敲藥廠的竹槓，在酒家如何凌辱幼齒的，印象深刻。結訓考試，題目簡單，而且保證每人及格，有幾位每晚必醉的「米酒公會」會員，還要巴結教官，允許考場「討論答案」。

在資本社會，醫師是天之驕子，當政府實施社會福利時，醫師予求予取的厚利就受到限制。藥師因工錢便宜，才撿到一份微薄的工作。像台灣這種過渡時期扭曲的醫藥分業，不管在大醫院或開業，藥師的收入也才只有醫師的百分之十至百分之二十。當醫藥不分未全民健保時，隨便賣點中西藥，藥局的收入還過得去，敢打針的更是發財。藥商一直都不贊成醫藥分業，尤其日本藥廠，因為賣藥給醫生，只要手腕花樣好，賣價亦高，副作用統統沒有。

台灣的藥師也不是好到那裡去，他們只是被遺忘的一群，運氣差醫科沒考上的次等生，一大半把執照出租給「密藥」，直到近兩、三年，聽說可能實施醫藥分業，才喚醒潛藏的社會責任，對學有所用躍躍欲試。夢想有一天，台灣也有類似「有社會責任的藥師」協會成立，像我這樣愛管閒事。

台灣是吃藥王國？

美國獨立戰爭時，並非每一個人都贊成革命獨立，也有一部分殖民屬於保皇黨，站在英國皇族這一邊。同樣，在洛杉磯的台僑，並非個個擁護自由民主，也有一大群是蔣家的保皇黨，從事中文教育、宗教、貿易、新聞、廣播、電視、影劇業等等。六月底，在洛杉磯州立大學劇場觀賞「台灣瘋神榜」，整個台上台下充滿保皇黨的氣氛。我有幾位影劇界的朋友，相當敬業，我也尊重他們的政治立場，欣賞了兩個多小時的六幕反應台灣社會百象的諷刺舞台劇。

劇終前一位護士小姐出場，說明今晚的演員都是精神病院的患者，現在是服藥時間了，請主治醫師出場，解釋瘋的症狀。最後在護士小姐提醒之下，主治醫師率先服藥，大家跟著服藥，然後落幕。劇中有十幾分鐘時間，描寫台北的健身房、全套的健康食品、補藥推銷，讓觀眾在大笑之後，回家好好想。

最近台灣的醫藥新聞，還是老問題，醫界堅持民眾無「知道藥品是什麼」的權利，醫師給藥，照吃就是了。何必醫藥分業？需要那個數藥粒的藥師做什麼？請個國中畢業的小妹就好了。有的醫界官員、立委認為醫師不將處方交給病人，對開藥局的人反而更好，兼密醫同樣賺大錢。如果藥局的藥師只能調配處方，不能隨意賣藥，那麼藥師的收入能糊口嗎？（立委沈富雄的話）民眾也不喜歡看完醫生之後再

花時間到藥局等拿藥。(葉金川醫政處長的意見)

問題是每一個人體質不同,像紅黴素有些人吃了胃就不舒服,甚至嘔吐,如果跟飯一起吃或吃胃藥還是不舒服,就要考慮換藥,而不是換醫生或換藥局。因為同一類抗生素很多,大多數人吃了沒什麼副作用。

如果你覺得花那麼多時間看醫生(交通及掛號等候可能需要兩、三個小時),希望拿到的藥品吃了安全又有效,那麼花幾分鐘問清楚服法及可能的副作用是值得的,尤其是不曾吃過,第一次醫師開的藥。

大部分醫師太忙,不可能多花一分鐘,跟你解釋藥名及其作用、副作用,所以才有藥師來分工合作,擔任施藥的工作。台灣的開業醫師一大半不懂如何寫處方,有時藥名、劑量、劑型都忘了,只寫「A」,藥局生就配那三種出來,寫「B」就配這兩種,寫「C」就是那個紅色藥片,寫「D」就是三種加仙丹。如果醫藥分業,就得像實習醫師那樣,認真學習藥名、劑量、劑型及服用方法等等,又少賺,何苦?朕不交出處方,高高在上,病家還是求我、聽我,多賺點,何過之有?

如果病人或其家屬都不想知道是什麼藥,為什麼醫師開這種藥,有什麼副作用,那麼藥師就無用武之地。目前美國法律規定，藥師交付藥品時，要說明給病患或家屬知道，尤其是沒用過的藥。一般來講，美國民眾對藥品的知識比較豐富。台灣呢？是江湖郎中在街頭、電台、半成人雜誌散播似是而非的藥品知識，造成對藥品的濫用或錯誤觀念。

就整個國家的醫療費用，在台灣，藥品所佔的比率聽說比歐美高出一倍以上。我想是指醫師處方用藥及醫院用藥而言，如果加上成藥、中藥、健康食品及草藥，可能台灣的藥物消費比率更高。

台灣人因體弱多病才需要每年吃掉這麼多藥品？還是台灣人懂得充分用藥所以非常健康長壽？我想兩者皆非，是因為缺乏正確的藥物觀念，浪費藥師人才，也就是萬能醫師三代獨裁，把持用藥的權利（應該屬於消費者本身才對）的後果。

雖然大部分開業藥師認真學習，努力準備一九九七年的醫藥分業，卻也悲觀的認為獨裁專制的醫師團體不肯鬆手，不肯讓消費者知道為什麼要吃這種藥。據個人返台實際調查，一九九五年台灣醫師的平均收入是藥師的十倍。醫師交付處方給病人，醫師的收入可能減少一〇％至二〇％，藥師收入可能增加一倍，而全民健保的藥品費用可能會節省二〇%至四〇%(少用進口藥品)。如果電腦連線像美國這麼厲害的話(在加州,每人限制每個月不能超過六種藥品,早幾天拿藥,那個醫師開的處方,在那個藥局拿,有否重複,電腦中心都知道,每天醫療保險付出多少藥費,一目了然。),像目前台灣一些鄉下醫師,用錢或以百貨換健保單的現象自然會消失,病人也比較不會浪費藥品。

如果真的實施醫藥分業,藥師就有社會責任,必須出面倡導用藥正確觀念,提高國產藥品品質,檢舉偽劣藥等等,民眾將受益不淺。十年、二十年後,希望台灣不會再被譏笑為吃藥王國。

美國新藥一九九七年

美國並不是一個很健康的國家,美國人於一九九六年因病去看醫生總計六億次,病因依次如下:高血壓(佔百分之九點七)、糖尿病(百分之三點七)、感冒(百分之二點九)、支氣管炎(百分之二點六)、鼻竇炎(百分之二點五)、急性咽喉炎（百分之二點一）、例行體檢（百分之一點八）、中耳炎（百分之一點七）、憂抑症（百分之一點五）、尿道炎（百分之一點四）及其他百病。

一九九六年也是FDA核准新藥上市最多的一年，總計一百三十九種，比一九九五年的八十五種增加百分之六十三，其中三分之一是新的化學成分，以前在美國都不曾用的。而美國藥廠支出一百六十九億美元從事研發，約佔一九九六年總營業額的百分之二十。一九九七年預計將花費一百八十九億美元於研究新藥。

五年前國會通過一項法案，促使FDA加速對新藥的審查，申請時由藥廠支付較多的費用，讓FDA聘請更多的專家來審查，如果現在提出新藥的申請，大概一年後會有結論。以下略舉於九七年年初出品的數項新藥供大家參考，每項新藥都有副作用，除非必要，否則不要急於試用。

Aricept（donepezil）對輕度或中度的老人癡呆症有幫助。

Topamax（topiramate）減輕成人癲癇症的發作。

Accolate（zafirlukast）舒緩氣喘的症狀，防止半夜發作。

Zyflo（zileuten）與 Accolate 同樣可以使氣管擴張，減少氣管生痰，減少對類固醇及噴吸劑的依賴。

Glyset（miglitol）與 Precose（acarbose）同樣減少小腸對糖類的吸收，以防餐後血糖的急升。

Humalog（lispro）新型胰島素，作用快，適宜餐前注射。

Allegra（fexofenadine）抗過敏，不會瞌睡，與其他藥物的互相作用較 Seldane 少。

Diovan（valsartan）使血管擴張而降血壓。

Crixivan（indinavir sulfate）與 Norvir（ritonavir）同樣是新的蛋白抑制劑 protease inhibitor，是抗ＨＩＶ病毒最有效的藥品之一。

Zyprexa（olanzapine）治精神分裂症。

治癌藥品有 Hycamtin（卵巢癌）、Camptosar（大腸癌）、Gemzar（胰臟癌）、Taxotere（卵巢癌）、Nilandron（攝護腺癌）。

抗ＨＩＶ及愛滋症的藥品有 Viramune、Vistide 等。

降膽固醇藥有 Lipitor、降血壓藥 Mavik、防止靜脈阻塞藥是 Orgaran。

治多發性硬化症的新藥有 Copaxanone、Avonex 及 Zanaflex。

有二種治青光眼的新藥是 Alphagan 及 Xalatan。

抗過敏的藥有 Astelin（噴鼻劑）、Patanol 及 Livostin（過敏性結膜炎）。

用於皮膚的新藥有 Differin（青春痘）、Aphthasol（嘴角發炎）、Mentax（足癬）及 Ivyblock（預防毒漆藤的過敏反應）。

其他核准的新藥大部分是舊藥的新劑型、新劑量，也要提出臨床試驗的報告，重新申請。美國製藥公司雖然還是以跨國的大公司為主力，但是近兩三年，許多成立不到十年的公司，也力爭上游，提出為數可觀的新藥申請。

近年來美國製藥公司，經常在大眾傳播媒體廣告ＦＤＡ核准的藥品，讓消費者主動向醫師提起，一方面是促銷，另方面也提高美國人的醫藥知識。

另一趨向值得重視的是健康食品或天然藥物，雖然不必經過ＦＤＡ審查，但是藥效及成分確實，所以也有一些公司傾力而出，像 glucosamine sulfate（關節炎）、黃體素 progesterone 加上墨西哥山藥 wild yam root 做成的乳膏（減輕更年期症狀）、果酸 alpha-hydroxycitric acid（美容、減肥）、乳酸菌（整腸）、紅糟麴抽取物 cholestin（降膽固醇）、減輕攝護腺腫大的草藥等等，也在這兩年推出產品。

膽固醇 Cholesterol

類固醇 Steroids 普遍存在於動植物體內，膽固醇係類固醇之一種，主要含於脊椎動物的肝、小腸、肌肉、蛋及乳中，除了組成細胞壁需要膽固醇之外，腎上腺皮質、卵巢、睪丸等也利用膽固醇來合成許多荷爾蒙。因此，膽固醇是人體自然而且必須的成分。

人體每晚（最高峰是午夜至凌晨三點）在肝臟合成膽固醇，即使你完全素食，肝臟也是會利用植物成分來合成膽固醇，晚餐不飽食，體內合成的膽固醇也就減少。肝合成的膽固醇大多數轉化為膽酸 Bile Acid，用來消化食物中的油脂，如果食物中的油脂少（包括植物油、動物油、膽固醇等），那麼膽汁（主要是膽酸及膽固醇）就不分泌那麼多那麼濃，較不會膽結石。

食物中的膽固醇（動物內臟、蛋黃及一些海鮮）極易經小腸吸收，進入血液。

由於膽固醇不溶於血液，須要脂蛋白 Lipoproteins 來帶路，有一種低密度的脂蛋白ＬＤＬ，專門把膽固醇經由動脈推銷到每一個人體細胞，細胞壁上有ＬＤＬ接受器，細胞需要膽固醇時接受器就開放，如果不需要膽固醇，接受器就關閉，ＬＤＬ就只好帶著多餘的膽固醇在血液中飄游，有時會沈積在動脈血管壁上。

幸好血液中另有一種高密度脂蛋白ＨＤＬ，可以將膽固醇捕捉，帶回肝臟備用，轉化為膽酸，經由小腸、大腸而排掉。如果食物中有粗纖維（蔬菜），可溶性纖維（車前子粘液）或可吸附膽固醇，膽酸的（藥品）成分，則更利於膽固醇及膽酸的排泄，否則，人體為了利用有限的資源，在大腸中極力回收各種剩餘物質，包括膽酸在內，避免肥水外流。

另外有極低密度脂蛋白ＶＬＤＬ（分子大，體積大，比重小）及乳糜小滴 Chylomicrons 只帶一小部分膽固醇，而攜帶大部分血液中的三酸甘油脂 Triglycerides，三酸甘油脂是主要能源。任務完成的ＶＬＤＬ有時被接受器移走或轉變成ＬＤＬ，乳糜小滴則在肝中分解。

低密度脂蛋白ＬＤＬ與細胞壁上的接受器結合後，進入細胞中，然後放出膽固醇。細胞中膽固醇過多時，人體會儲存酯化的膽固醇或抑制合成膽固醇的主要酵素HMG CoA。總膽固醇增加，血液中LDL的濃度也相對增加。高密度脂蛋白HDL可以吸附游離的膽固醇及酯化的膽固醇，HDL直接由肝合成，用的原料來自小腸，以及完成任務的VLDL及Chylomicrons。

HDL將多餘的膽固醇帶回肝，所以是血管壁的清道夫，HDL濃度高者較少心冠症。吸煙者、肥胖者、缺乏運動者以及服用類固醇，Betablocker降血壓劑，會降低HDL，所謂良質的膽固醇濃度。一九九五年瑞典的科學家，首次以基因工程方法製造HDL其中的主要蛋白質Apoprotein A-1，動物實驗證實可降膽固醇，防止動脈硬化。

驗血時，除了膽固醇總量以外，還要注意HDL及LDL的濃度比率。理想的膽固醇濃度是二〇〇mg/dl以下，超過二四〇就是太高。LDL：HDL理想是五以下，膽固醇：LDL理想是四以下。HDL濃度不可低於三五

表1　脂蛋白的組成

脂蛋白	三甘脂油	磷脂	膽固醇	蛋白質
1.Chylomicrons	4%	2%	86%	8%
2.VLDL	20%	16%	9%	55%
3.LDL	24%	43%	25%	8%
4.HDL	29%	26%	35%	10%

mg/dl。飲食、遺傳以及運動決定脂蛋白的比率，每星期運動量大約相當於跑步十五公里，即可提升ＨＤＬ的濃度。

最近流行的健康食品之真相

最近幾年，美國除了股票投資一枝獨秀外，似乎就是健康食品業有顯著的成長。所謂健康食品，並不包括日常三餐的營養均衡食物，而是個別含有特殊成分及某些藥理作用的藥草 Herb。這些藥草大半來自陸上或海中的動植物，經簡單抽取加工或分離出有效成分，在未能進入醫藥主流系統之前，以健康食品的身分，向消費者提供另一類治療 Alternative Treatments。

譬如冬季的流行感冒，有不少歐美人用紫錐菊（Enchinacea）的製劑，來提高免疫機能，效果良好（當然也有人試了無效）。輕微或慢性的尿路感染，許多人知道飲小紅莓（Cranberry）果汁，或服用小紅莓抽取製劑，如無效，再找醫師。口腔潰瘍時用黃連或北美黃連（Golden Seal）根含在嘴裡，或用棉花沾黃連粉塗在傷口，有時有意外效果。

蟲咬蚊叮，小傷口或皮膚癢，擦一點澳洲白樹油（Tea Tree Oil）、Melaluca或白花油、綠油精等，方便又有效。主成分皆為樟腦及薄荷的萬金油（Tiger Balm）、小護士（Mentholatum）或Vick's Vapor Rubs，不但可減輕傷風感冒，用於筋骨酸痛也廣為人知。

中文報紙雜誌有時可看到一些翻譯介紹健康食品的文章，洋洋灑灑，加上編者心血來潮，冠上語不驚人死不休的大小標題，什麼本世紀最偉大的發現、長生不老仙丹、萬能藥等等極易誤導的辭句。內容引經據典，讓一般讀者熟悉一些人體生理、生化、藥理等知識也不錯。毛病出在那些不甚嚴謹的動物試驗及臨床試驗，極少能讓別的科學家重複那些試驗，即使動物試驗結果正確，有藥效，也不見得就能應用到人體。你相信有仙丹萬能藥嗎？寧可信其有或寧可信其無？

像卵磷脂（Lecithin）、深海魚油（Omega-3）、沙魚軟骨（Shark Cartilage）、銀杏葉（Ginkgo）、大蒜（Garlic）、奶薊（Silymarins）、鋸棕果（Saw Palmeto）、松果腺素（Melatonin）等等流行熱門的健康食品，如果懂得用效果也不錯，一定要相信廣告上面寫的，還我青春、返老還童、治我數十年痼疾、降膽固醇、預防心臟病、治癌、根治肝炎、糖尿病等等，那難免失望。

數萬年來，人類最奢侈的願望是但求溫飽，沒想到由於科技的進步，工業國家的國民不僅不必勞動，而且餐餐食過飽，富貴病如糖尿病、心臟病、中風、痛風、肥胖、高血壓等越來越普遍。如果不知從餐桌冰箱節制，功效再高的藥品也只是治標不治本，更何況是作用輕微的健康食品？購買健康食品除了趕流行外，如果不懂感恩，不理解萬物與我同在，不知如何保健身體，變成毫無意義。

數十年來空氣受到工業及交通的污染，帶來許多癌症和新的病，香煙及廚房的油煙也明顯的製造肺癌。最近二十年來也有業者提倡有機食物，主張不用化學肥料及殺蟲劑、除草劑，好像恢復到五、六十年之前的農耕時代。但是也不能避免空氣及水質的污染，吃有機食物就能增進健康或預防疾病？效果是相當有限。如果自己後院種點青菜、水果，一則增加勞動流汗，二則收成時保證有不灑農藥的食物，供應自家外還可敦親睦鄰。

人生不過百，生老病死，帝王平民皆然，一時富貴就想長生不老，專買高單位、最高單位的維他命及健康食品，上回買一箱，這回又買了一大堆，不是暴殄天物就是顯示無知盲從。如能趁機會讀一點有關植物藥草、海洋生物，以及健康生理的書，勿貪勿欺人，粗菜淡飯，樂天知命，這個地球才更適合你來居住。

紫錐菊 Echinacea

紫錐菊原產於內布拉斯加州、密蘇里州及堪薩斯州等美國中西部，主要是 *Echinacea angustifolia* 及 *E. purpurea*，其他同屬的紫錐菊也都可入藥，是印第安人留給美國新移民最佳禮物之一。一百多年前開拓西部的移民，多少知道隨身攜帶紫錐菊，外敷傷口，內服可對付百病，把根直接放在嘴裡嚼，可治牙痛及喉嚨痛。紫錐菊在美國是園藝上廣受喜愛栽培的。

直到一九三〇年代，磺胺藥及抗生素發明之前，美國最暢銷的消炎製劑就是紫錐菊根及北美黃連的浸膏。二次大戰後，除了民間偶爾用於治療感冒之外，幾乎跟其他優良藥草一樣，被人遺忘了。一九八五年左右，德國學者開始研究紫錐菊的化學成份及其藥理作用，發現紫錐菊能提高免疫，加強抵抗力，而於一九九〇年開始重新受到美國人重視。在美國最暢銷的（一九九五年統計）十大藥草中，紫錐菊名列榜首，依次為大蒜、北美黃連、人參、銀杏葉、鋸棕果、蘆薈、麻黃、五加（西伯利亞人參），及小紅莓。

對紫錐菊的化學成份研究發表最多的是 R. Bauer 博士。今年九月他應美國化學會，農業及食品化學組的邀請，參加在佛州奧蘭多市舉行藥用植物研討會，講解最新的紫錐菊研究成果，今摘要如下：

數十種從紫錐菊分離出來的特殊成分，可大略分為鹼胺、有機酸、醣蛋白及多醣體等四大類，對增強免疫都有作用，其中水溶性的多醣體，分子量三萬五千的 4-0-methly- glucuronoarabinoxylan 及分子量四萬五千的酸性的 arabinorhamnogalactan，皆係細胞壁的成分，酒精抽取液中以 Chichoric Acid 的激發噬菌體的作用最強，主要含於花部及根部，但易受酵素分解而不能久存。

在油溶性部份，有辣味的十一種鹼胺 isobutylamides 已從 E. purpurea 的根部被分離出來。對增強免疫力那一個作用最強尚待試驗。Bauer 指出一項以一千二百八十位患支氣管炎的孩童作實驗，服用紫錐菊一組的比服用抗生素的一組恢復得快，可能是支氣管炎大半是濾過性病毒引起的，抗生素較無效，而紫錐菊的抽取液卻能增強抵抗力，而制服濾過性病毒。

類似的雙盲試驗，對流行性感冒及上呼吸道感染的臨床治療比較，服用較高劑量的紫錐菊浸劑，比服低劑量或沒服的恢復體力來得快。婦女白帶單獨用黴菌抑制劑效果不佳，易復發，如併服紫錐菊浸液，則復發率降至一〇%。

精製的紫錐菊多醣體 arabinogalactan 對小白鼠腹腔注射可激發噬菌體產生 Interleuken-1 及 interferon-2 而能抑制腫瘤細胞。外敷紫錐菊浸劑其消腫作用與 indomethacin 相當。亦有實驗結果顯示油溶性部分比水溶性部份有較強的免疫力。

美國本土野生的紫錐菊，經過德國學者的用心研究後，再度流行使用，在德國除用口服液外，尚有針劑。生產紫錐菊或其他藥草製劑的藥廠，必須於二〇〇四年之前提出治療有效的證據，否則將被德國的草藥審查會取消產銷許可。

最近十年來，在歐洲及美國的暢銷，使生產草藥的公司大謀其利，有足夠的資金去進一步研究發展。

本文承范國龍博士提供最新資料，在此感謝。

鋸棕果 Saw Palmetto

美國常用藥草中，有一種果實，晒乾後泡茶喝，聽說可以強精補腎，不僅增加精子數量，增大乳房，增強性慾，而且可治尿道及性器官的各種毛病，它就是鋸棕的漿果。棕櫚科的鋸棕 Serenoa repens 亦名 S. serrulata，分佈在美國東南部，從南卡州到佛羅里達，西到德州，主要供應地在佛州的 Cape Canaveral。

可惜的是，喝了幾個月對大多數人均無效果。本來「國民處方集」National Formulary 還記載可以利尿及治攝護腺腫，一九五〇年之後也因藥效不彰而被刪除了。一九六〇年代發現乾燥的漿果含豐富的植物固醇 Sitosterols，而且注射於小白鼠，有一點雌性激素的作用。

一九八四年德國學者認為鋸棕的果實有抗睪丸激素的作用 antiandrogenic，可能直接作用於雌性激素接受體及抑制 testosterone-5-alpha-reductase 酵素。

芝加哥大學的 Moore 教授於一九二九年發現睪丸激素 testosterone，後來發現需要 5-alph -reductase 這種還原酵素才能將 testosterone 轉化為 dihydro testosterone，藉此男性才會發育陰囊、陰莖、及攝護腺體。過中年之後，多餘的 dihydrotestosterone 卻會使攝護腺肥大，影響排尿，甚至產生癌細胞。這方面的研究，芝加哥大學的生化教授，廖述宗博士貢獻最多。默克藥廠出品的 finasteride (Proscar)就是根據廖教授的理論，有效的抑制還原酵素。

德國的草藥委員會 Commission E 批准四種草藥製品可治療攝護腺肥大，即鋸棕的漿果、南瓜種子、裸麥花粉 rye pollen，及蕁麻根 nettle root 等，這些草藥製品雖然不能有效根治，卻能緩和症狀，至少不致惡化，其中以鋸棕果的製品最廣用。

已經有五篇研究報告指出，鋸棕漿果的抽取物，可以抑制還原酵素 5-alph-reductase。另有一篇報告顯示對抑制 aromatase（也會改變 testosterone 的酵素）。到底鋸棕的漿果含那一種有效成份呢？至今尚未明瞭，只知道用水抽取部分含酸性多醣體及用酒精抽取含類黃鹼 flavoroids，二者均可使實驗動物的攝護腺消腫，減少肥大。而油溶性的抽取物亦能抑制 leukotriene B4 及 thromboxane B^2 的生合成而使老鼠的攝護腺消腫。以往認為只有油溶性部份（含多量植物固醇）有效。

許多臨床試驗不是規模小時間短，就是使用不同方法去抽取鋸棕果，因此雖然宣稱對攝護腺腫大有效，實際上卻需要進一步研究。

南瓜子數百年來用於驅除蛔蟲，有效成分是 cucurbitin 一種特殊的安基酸，其含量因南瓜種類而相差甚巨。而傳說的南瓜子可治攝護腺肥大，目前已找出有效成分可能是 delta-7-sterols 及 selenium，只含於 Curcurbita peponis 這種南瓜的某些品種，並非所有南瓜子都含有。德國業者現在已取得共識，將南瓜子的製品標準化，而且也可以針對 5-alpha-reductase 抑制能力而定量有效成分。

攝護腺肥大在歐美相當普遍，日本則少見，是否由於大量肉食有關或是日本人吃較多海草及黃豆食品，尚無定論，可見原因相當複雜，不單純是還原酵素的問題，許多患者服用 Proscar 一年以上，藥效並不顯著。

以南瓜子、鋸棕果為例，從印地安人民間療法發展到目前歐美的健康食品，不知多少研究者花費多少心血，至今藥效尚未完全明瞭。我們常聽說中藥科學化，看樣子還要數百年的功夫，決不是少數幾個人喊一喊就能完成任務的。

小紅莓 Cranberry

美國的超市經常可以買到用玻璃瓶裝的紅色果汁，一大瓶，跟牛奶差不多價錢，叫 Cranberry，最近台灣方面譯為小紅莓。橘紅色的小漿果，屬於杜鵑花科，越橘屬 Vaccinium spp. 分布歐亞及北美溫帶地區。在美國東北部主要是 V. macrocarpon 這一種，近年來廣為栽培。

從九月開始，就可從這種蔓生的灌木摘採小紅莓，一直到十月底，是美國、加拿大感恩節、聖誕節傳統的食物之一。除了搾成果汁外，還做果醬派餅 Cranberry Pie，或以乾果儲存。因為又酸又澀所以添加大量的糖，不宜多飲多食。另一種藍漿果 blue berry, V. angustifolium 也廣用於果醬。

十九世紀中葉，德國醫師發現吃小紅莓後，尿中含 hippuric acid 成份，而宣稱可治尿道發炎。從此歐美人流行吃小紅莓來減輕尿道感染的症狀，是有點效果。尤其一些婦女不愛喝水，常禁尿（洗手間不方便），一旦有尿道感染，儘快喝半大瓶的小紅莓果汁，有助於將細菌沖洗排出體外。

二十世紀初有人試驗，吃大量小紅莓或酸梅，可以提高尿液的酸性，也增加 hippuric acid 的量，而達殺菌效果。但是試驗對象只有兩人，而且一次吃一磅的小紅莓，不近常情。一九九四年三月哈佛大學醫學院的 Jerry Avorn 教授，受果汁公司 Ocean Spray 之託，發表一篇較嚴謹雙盲的試驗。以波士頓地區一家養老院，一二一名老年婦女為對象，一半每天喝十 oz 的小紅莓果汁，另一半則喝同味道同顏色，只添加 Vit. C 而無小紅莓的飲料，為期六個月，每月驗尿。

六個月後，Avorn 等人發現，喝小紅莓果汁那一組，尿中的細菌數，只有控制組的一半（一五%對二八%），但是並無尿液呈酸性的現象。可能是小紅莓及藍漿果中含有特殊成份，可以使細菌不易附著在尿路的黏膜上，而達消炎的效果。

家庭科或泌尿科醫師，通常用抗生素讓患者服用十天或更長時間，以達殺菌、尿路消毒的作用。但是隔一段時間患者再感染，同樣的抗生素效果就不那麼靈了，有可能產生抗藥性。雖然可供選擇的抗生素有十幾種，有些慢性感染實在傷腦筋。

最普遍的細菌如大腸桿菌 Escherichia coli 會分泌兩種叫 adhesins 的成分，藉以粘附在人體尿道細胞上而繁殖。小紅莓果汁中含有抗 adhesins 的成分，即是果糖及一種尚未清楚的高分子成分（特別只發現在小紅莓、藍漿果等越橘屬植物中）。因此，小紅莓是以阻止細菌附著在細胞壁而達到消除感染的作用，並非只改變尿液的酸鹼度或抑制細菌的生長。

健康食品店有賣小紅莓膠囊，是將乾燥的漿果磨成粉再裝入膠囊，六粒膠囊相當一百CC的小紅莓果汁，好處是容易攜帶，不含過量的糖，而且富於纖維。最近也有濃縮乾燥的小紅莓精，從八千 mg 的純汁，濃縮成八百 mg 的膠囊，每天服二至四粒，亦可達到預防尿道感染的效果。

第二篇

生活篇

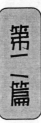

故鄉的山

跟多數在台灣生長的人一樣，我的家鄉東邊是高山，西邊是平原、大海，日出日落就是那樣自然。有一回陪雙親探訪在糖廠服務的三兄，在群山環抱的台南玉井住幾天，方向感迷失了，好像每一邊都是東邊，甚至上午跟下午都有點混亂。

在密西西比大學留學時，很驚訝不少美國學生還沒見過高山。有一次餐會，教育學院的院長夫人放一些幻燈片，介紹她生長的科羅拉多州風光，看到那些高山雪景，讓我錯認是家鄉的阿里山、玉山。我想院長夫人算是出外人，離鄉背井，雖然也還是在國內，但是聽她解說時，很能了解她的思鄉情懷。

搬來洛杉磯時，先投靠住海邊的學弟，在心情上覺得與台灣只有一水之隔，常到海邊欣賞夕陽西下，遙念動盪不安的故鄉，隨後在聖蓋博山谷開業藥局，每日還是開車上下班，不甘搬離太平洋的沙灘。

一九八二年之後，聖蓋博山谷的華人及台灣同鄉日眾，越來越熱鬧，於是在友人的鼓勵下，買了山腳下的一座住家，離藥局近，孩子上學也方便。窗外就是故鄉的山，只是山頂多個天文台及眾多轉播塔的威爾遜山，心靈上，就是我的阿里山。

有點不妙的是我常想像太陽是從山凹那邊昇上來的，其實威爾遜山是位於聖蓋博的北邊，不過，故鄉的山是在東邊，應該是不會變的吧。

三、四百年前，台灣新移民來自唐山，住在漳州、泉州靠海邊，東邊是媽祖保佑的大海，是豐富又充滿希望的海洋，來到台灣嘉南平原，世世代代還沒忘記「日頭落山」的唐山，有一次，我好奇的問為什麼日頭落山，應該落海才對呀？沒到過唐山的阿母竟然被我問傻了，只回答說，祖先就是這麼講。

在美國，偶爾從報章上看到，有同鄉喜愛新大陸的山明水秀，述說比觀音山更像觀音的青山，比淡水河還像淡水河的綠水，我很能理解新移民的心理，故鄉經過數十年的糟蹋，山不山，水不水，為了前途、為了下一代，有些人就冒險出國，希望在第二家鄉生根立足。但是，在心靈的深處，總有一個「祕密的家園（Secret Garden）」。

我的牽手比較新潮，住了幾年就想搬家，孩子從小跟我們四處流浪，他真想有一個「家（Home）」，有一個他閉起眼睛就很熟悉的山、樹、鳥、朋友、房子、街路等等。他央求我們可以不再搬家了嗎？

有人說，故鄉的水是甜的，故鄉的一切都是美好的。其實地球是圓的，到處有山，到處有水。有緣遷居到一個新環境，我們應該一本愛護故鄉的心情，在僑居地與當地人和平相處，不妄想特權，不虛求功利，共同為下一代維護生存的環境。

去年熟識一位巴西來的攝影家王先生，暢談數次，收益良多。他說在聖保羅附近有一位搬樹仙，無論什麼樹經過他的手移植都生趣盎然，很快恢復活力，王先生問過他的秘訣，搬樹仙說，先在樹皮向東方的所在做個記號，然後再開始挖切，移到新地方時，那個記號也要向東，百分之百樹會活。聽起來簡單又神奇，但是也非常有人情味及合乎大自然，像我這種容易暈車暈船，對方向極其敏感的人，搬樹仙的金玉良言，衷心感謝。

故鄉的山，寒冬積雪，飛禽走獸棲息在林下，炎夏濃蔭，山泉清涼處處流。小火車爬山過橋又鑽山洞，終站是石猴，樟腦寮，這樣美麗的山，單單美麗的台灣島才有，希望在你心目中，也有美麗的故鄉的山。

心在台灣

朋友的女兒在加州大學的廣播電台，亞裔節目製作中，需要訪問幾個對台灣獨立有不同意見的人士。第一個問題是「你們在美國，為什麼關心台灣的事？」

不管是留學或移民來美國，多少有自私的成分，辛苦了幾年，生根立足之後，自然想服務社區，回饋社會，甚至貢獻全人類。美國好的進步的制度，世界其他國家遲早也會跟進，尤其是科技工程方面，一些力爭上游的國家，跟得很近，甚至可以跟美國競爭，不幸的是，因為政府獨裁，司法不公，處處紅包、貪污，辦一件事要旁門左道，結果徒然增加社會成本。

在台灣最明顯的例子是中山科學院、太空計劃、官營企業及台北捷運系統等，由於政府腐敗，白白浪費人力、物資，甚至製造一大堆垃圾，不僅不利台灣生態，對全人類也沒好處。

雖然美國的兩黨政治不是最完美的，但是有競爭，才有進步，全民受益。亞洲許多國家，包括台灣，數十年來都是一黨獨裁，擺脫不掉大中華文化的包袱，大多數老百姓雖然工作勤奮，認真納稅，生活還是相當清苦、貧乏，而且生命沒保障。近幾年，台灣有民進黨的存在，海外留學生及移民功不可沒。民進黨替台灣百姓爭取了語言的自由、表達的自由，以及思想的自由，但是還不夠。

台灣的國民黨是以統治者、解放者的姿態，以恐怖手段來對待善良的台灣人，經過數十年的吸血飽食，台灣將國民黨養成肥胖、高血壓、心臟病、糖尿病、中風以及老人癡呆症，標準的富貴病患者。為了持續少數特權，外以中共侵台，內以幫派流氓來威脅台灣人民的日常生活。

我們當然希望更多的親友搬來加州，加州雖然是西方世界，離天堂比較近，終究不是天堂啊！台灣還是一個美麗之島，只要稍微客氣一點，好好的規劃，台灣將來不僅承受得住三千萬人口，而且人人生活得非常舒適方便。

孩子長大就得自己成家立業，台灣獨立這件事，應該讓住在台灣的居民，有自由思考、自由表達選擇的機會，如果台灣要加入國際組織，或許海外台僑可助一臂之力。

我熟識一位老美，梅心怡（Lynn Miles），三十幾年前曾在臺北住過數年，一位十分天真善良的美國孩子，變成國際人權的擁護者，三十年來不遺餘力，營救許多位台灣的政治良心犯，包括彭明敏、李敖、柏楊在內。

近年他忙於應戰核子武器、種族歧視、環保等巨人，毫不退縮，太不自量力了，朋友都替他擔心。

一個月前我介紹他認識一位坐輪椅的朋友，隨後他打電話，問我可否週末安排這位新朋友到山頂溪邊小遊，結果我們一行五人，在郊外近乎奇蹟的遊山玩水，留下瞬間也是永恆的回憶。

梅先生的「心在台灣」可能比每一位海外的台灣人都真誠、都偉大，台灣政府還把他名列黑名單，只因為他無分別心，把台灣人民當朋友，他時時不忘在老美的媒體或友人面前，宣揚台灣的真善美。將來台灣如果有和平獎，梅先生是值得提名的人。（後註：梅先生已應聘為民進黨外交顧問，並積極提升台灣原住民的權益。）

旅人

『旅人』是諾貝爾物理學獎得獎人湯川秀樹（一九〇七—一九八一），五十歲生日過後寫的回憶，五、六年前讀過一次，前幾天撥空再拜讀，依然十分感動。

湯川成長就學的時代，正是日本明治維新開花結果的時期，他的父親畢業於東京帝大，曾數度遊學歐洲，是一位腳踏實地的地質學家，後來執教京都帝大。母親也是大學畢業，懂得教育子女，家裡藏書極多，小學初中時，湯川就和兄姊一樣廣泛涉獵中國的四書五經、老莊哲學、三國志、水滸傳，以及日本和歐洲的小說文學，多愁善感，還會寫詩歌、書法。

湯川回想為何上高中以後會走理科的路？他認為是從小學他就擅長算術，五年級時就把初二初三的數學都學會了，還有就是他母親的鼓勵與堅持。一九二二年秋湯川十五歲時，愛因斯坦博士訪問日本半個月，造成學術界的轟動，也是一個轉機。

愛因斯坦於一九〇五年發表狹義相對論，一九二二年獲諾貝爾物理學獎後，隨即訪問日本（該年杜聰明獲京都帝大藥理學博士學位，並升任台北醫專教授），當時日本並無專攻理論物理的學者，經物理學家石原純等多位學者的鼓吹，翻譯著書，讓許多優秀的中學生，立志以物理為努力的方向，湯川大概就是其中之一。

十六歲時，湯川和其他同學已有能力閱讀英文及德文書籍，他先後讀了『量子論』及『理論物理學』，高中畢業，以京都大學物理系為志願的同班同學就有七、八位，其中朝永振一郎更是一九六五年諾貝爾物理獎得主之一（量子力學方面的貢獻）。當時學風之自由，研究精神之旺盛，我想只有美國可以與之比美。

後來日本陸軍干政，侵佔滿州、華北、華中以至於太平洋戰爭，日本自由的學術風氣及人才，盡被封殺。終戰五十年後的今天，日本財閥唯利是圖，基礎研究的精神，仍然比不上湯川的大學時代。

台灣大學畢業的李遠哲（探測分子化學的作用原理）以及在台灣讀中小學的丁肇中（發現原子內的J粒子，一種中間子 Meson）都被歸類於美國人，因為他們的主要研究都是在美國大學研究所完成的。李遠哲在清華大學修完碩士後，到加州柏克萊大學攻博士，他的指導教授放任自由的態度，讓李遠哲由困惑、無助，到最後是充滿感激，只有在真空的態度與自由的風氣下，湯川（推測中間子 Meson 的存在）和李遠哲才能追求看不見的粒子，『美麗的○（圓）』（介紹李遠哲的一本中文書）。

李遠哲返台擔任中央研究院院長，掀起一股研究風潮，他也參與台灣的教育改革，碰到重重困難。因為要把五千年的獨裁官僚，得勢的財團，成功的愚民政策改革，談何容易。甚麼樣的社會可以容納空思夢想，不切實際，不事生產（兩、三年沒甚麼研究報告或作品）的天才?

遠流出版公司勵志館叢書，希望透過 Lhtw：Love 愛、Hope 希望、Tolerance 包容，和 Will 衝創意志，凝鑠成新一代青年的內涵，『旅人』的編印，確實可以鼓舞年輕人的 Lhtw，達到出版緣起的目的。

黃色的腳踏車

父親節的早上，孩子陪媽媽去買了一對紅色的腳踏車，一台給我，一台給孩子的媽媽，孩子拿出工具略為調整座墊及手把的高低，並打足輪胎的氣，我就迫不及待的騎車上街了。清風拂面，輕輕踏，車輪就沙沙地在街道向前轉動了。

我回憶起和鄰居小孩，初次在學校操場練習騎車興奮緊張的情形。還記得在初中時，有一次撞倒在街上亂跑的小男孩，除了扶他起來交給他家人照顧外，我都不知道說什麼好。我也想起有幾位顧客或朋友來藥局時，經常將腳踏車停在門口，或是用鎖鏈把車子和欄杆結做堆。其中一位叫梅心怡的白人，他那台黃色的腳踏車，我的印象最深刻。

大約五年前，我被拉去參加洛杉磯台美公民協會的理事會，每個月固定有一個晚上聚餐開會，十幾個人分成五個小組，分配工作，如選民登記、會刊編印、招收會員、舉辦活動，以及公關等等，開會時我們一半台語一半英語討論。有一位洋人顧問，有時列席參加，有時忙著整理電腦資料，瘦瘦高高的，留著大鬍子，常吸煙，少吃飯，後來才知道他不吃肉。除了英語之外，他講流利的中國話及日語。他的交通工具是一部舊汽車或腳踏車，他就叫梅心怡 Lynn Miles。

有一天，他的腳踏車壞了，只好等開完會看誰能載他回家，不然他太太要來接他。聽說他住所離我家才一公里路，我就自告奮勇請他連車一起載回家。從此，他那部黃色的跑車，偶爾會偷懶，跟著主人搭我的便車。有時擠進後座，有時前後輪拆開，躺在後車廂。

從我家到藥局大約五公里，開車十分鐘就到了，公民協會的地址離我藥局多兩公里，所以梅心怡如果騎車上班，八公里最快也要半點多鐘。有時他約好先騎到我家，再上我車，有時車子就留我家。傍晚下班時他走來藥局搭便車，只有幾次我去台美公民協會接他，不是加班就是書籍文件太多不方便走路。

有一個夏天快到下午六點時，梅心怡又累又無奈的走進藥局，說他的腳踏車被偷了。原來他相信每一個人，他從來不鎖車也不鎖家門。中午時，他為了去小東京的日美公民協會開會，將車子隨便放在巴士站後面隱蔽的地方，下午回來時沒想到會不見。他只好走兩站的路到藥局求救。正好我也快下班了，給他一點餅乾跟飲料，就催他上車跟我去找那台失落的跑車。

當然，他以為我只是安慰他，在巴士站附近的大街小巷巡視，都沒發現中學生的人影。我推測十之八九是放暑假的學生「借」去騎的，因為車身太高了，小學生騎不上來。過五、六分鐘，我們尋到阿罕布拉公園，有些人在樹蔭綠草上納涼、野餐，也有人慢跑散步，有一個涼亭聚集七、八個赤臂的青年。忽然梅心怡眼睛一亮，大叫：「我看到我的車子，你看，就是他們當中那台黃色的，錯不了。」

於是我靠邊停車，梅心怡大步向前走去，指著車子向那群人講「我來要回我的車子」，你看我，我看你，沒有一個人承認是誰的，或是誰去「偷」的。梅心怡就上前拉起靠在石椅的黃色跑車，很高興的牽回來，放進我的後車廂。返家途中，我倆像小孩子撿到寶貝那樣高興，塞翁失馬，尋來全不費工夫，真的這麼快就找到了，比 Lapd 的警探更神奇哩！

梅心怡提倡環保不遺餘力，家裡養貓也養跳蚤，決不用殺蟲劑。他說：吸地毯就好了。他的皮較厚，跳蚤就找他的太太，兩位小女兒，或是找去學習英語的學生下功夫。腳踏車上下班固然健身省錢，主要是不燒汽油減少污染。像他這種陶淵明再世，怎麼會去州府華府爭取經費計劃？但是，只要別人向他伸手，像原住民印地安人，路邊的無殼族，或乞丐，他就十分慷慨、十分賣力。

他連吸地毯集起來的灰塵，都小心的放進家製的有機堆肥裡，有一次他在庭院的長年堆肥中，分一桶給我種花。他做的有機堆肥是我見過品質最好、最乾淨的。

「這款人這款的愛，比什麼人復較齊；這款人這款的命，親像一隻風吹，明早不知要飛到多位去」。

梅心怡終於飛回台灣了，三十幾年來，他認台灣是他第二家鄉，他講他是台灣人。在台北，我想，他也會思念他的妻女和他那台黃色的腳踏車吧。

肯片先生 MR. KEN PAYNE

銷假上班的頭一天，助理傳給我幾個電話留言，其中一個是英文老師肯片打來的，祝我生日快樂。Where is the Birthday Boy?當天我和老友暢遊猶大州的國家公園。

約十年前，肯片開始到十全藥局拿藥，當時我的英語還不錯，還可跟老美話家常，交談兩、三次後，他大概認為我是可教之材，而且我的破英語也可讓他笑得前俯後仰，就自願當我的顧問，當我的英文教師，教我周圍的人講英語。

肯片生於一九一八年，新英格蘭人過度優越感的家庭（這也難怪，他的七代祖先對美國獨立運動建過功，在獨立宣言簽了字），還保存著出生那一天，他父親從巴黎寄給他的恭賀明信片。他三、四歲時，老肯片從密西根搬來南加州。有一天帶我到格蘭岱爾的老家看他年邁的老母，詳細的介紹他生長的過程，兩次婚姻，太平洋戰爭，族譜，以及他的家人，二女三男，他也想知道我生長的地方和我的家庭。

於是一九八八年我陪他遊歷香港、廣州、台北和我的老家嘉義市，他很認真的向我雙親表明，要收我當他的乾兒子。我介紹了三個姊姊五個哥哥的家庭與他見面，他記不起來就做筆記。每次台灣有天災地變，他就先打電話給我，問高雄那位體格健壯的五哥家安然否？台北那位喜愛音樂的三哥平安麼？直到現在他對林木茂盛的阿里山及登山火車念念不忘，向他親友誇耀宏偉的圓山大飯店及紀政立委宴請的國宴。

肯片先生身高六尺三寸，體重二三〇磅，每回騎車來藥局喜歡按車把上的喇叭，讓我們知道大象來了。有時趁我忙時，靜悄悄的從後門摸進來，喝一聲，讓我心驚膽跳。後來我在門上掛個風鈴，他就很難得逞。在史丹福唸經濟系時，他曾休學一年，在一家藥局打工賺學費，他喜愛運動，尤其羽毛球，打了五十幾年，前兩年因視力不佳才收拍。

在嘉義市時，我二姊夫帶我們參觀崇文國小的羽球館，肯片站在那國際標準的場地，讚歎不已，難怪華人獨霸羽球。適時他參加的帕沙迪那羽球協會苦無正式球館，他每年捐五千美元給羽球協會，做建館基金或舉辦美國公開賽費用。他帶我看過三年的決賽，對世界頂尖選手，尤其印尼選手如數家珍。他苦中作樂的結論是，如果美國隊要奪獎牌，收買中國選手應是捷徑。

肯片好為人師，我幫他在名片上多印一行「英語教師」的中文字，替他招收過二、三十位學生，有時在藥局，在我家或朋友家。他以讀者文摘為主要教材，旁以財經時事的剪報，他會拉手風琴，也喜歡高歌，我們學了一些聖誕歌及美國的愛國歌曲。他不肯教我們買股票，卻激賞新移民來南加州的創業精神，贊成更多的華人移民來美國，這樣美國的國力才能繼續。他常問，如果兩百多年前的獨立宣言是在中國發表，會是怎樣的世界？

當年我參與開辦『太平洋時報』，肯片心情之興奮不亞於其他人，他也希望該報能秉持自由、平等、博愛的美國獨立精神，要我翻譯一些台灣正面的財經報導。可惜當時的總編輯堅持只有負面的消息才能上報，搞得緊張又虧本。肯片深知共產主義行不通，權力過於龐大的政府會損害人民的自由，他提倡自由經濟，認為以政治手段干涉經濟是短暫的，無效的。經過他的開導，我可以瞭解美國的政治及自由的真諦，也知道開發中國家會遭遇到的種種困難。肯片不會中文，單單對「紅包」這兩字研究透徹。

肯片是怪人，他不投票也不報稅，他結婚但是和妻子分居，每星期見面一次，一起過年節，一起旅遊。一年有一半的夜晚睡在露天的陽台，一方面涼快，另一方面可仰望星空。他參加的教會是基督科學，認為人有邪念才會生病，萬不得已不看醫生，不吃藥。凡事反求諸己，是典型的個人主義及宿命論者。

由於醫生的勸告，他放棄新車金屋，搬回格蘭岱爾與前妻為鄰，久久我去看他一次。七月初他大女兒帶他來看我的新藥局，我們一起吃中飯。我還記得七、八年前一個夏天，他堅持帶我去帕沙迪那後面的山谷，走半小時即置身於溪流密林的清涼世界，他準備可口的三明治點心，憶述他父親數次與他同遊的故事。當他知道我的生日就是他父親的生日時，激動不已。我終於扳回一城，遇到爭論時，我會學老爺的口氣，訓他兩句 Be a Good Boy。

二十年如一日

母親節的前一天星期六，藥局比平日早一點休息，剛好趕上下午三點開始的獻堂典禮。兩星期前，鍾牧師親手把請柬交給我，我把它貼在領藥的窗口，有的問我是不是教友，有的問「洛杉磯國語浸信會」在那裡。

一九七九年離開密西西比州西遷洛杉磯時，就風聞洛杉磯有一家茁壯的華人浸信會。過幾年，沒想到藥局後面距三個十字路口的一幢白色大樓，貼上了「洛杉磯國語浸信會」的標字，曾經去過兩、三次，暑假也讓孩子在那裡的中文學校學習。內人因為不喜歡我每次稍微慷慨的奉獻，我也不習慣繁複的宗教儀式，變成遊牧民族，遇有節慶常應邀到不同的教會去當「貴賓」，或是白吃一頓午餐。反而孩子經常抽空去教堂做禮拜，成為虔誠的基督徒。

每星期中文報紙的華人教會廣告，「洛杉磯國語浸信會」Mbcla 鍾世豪牧師都是排在第一。剛開始我以為鍾牧師好大喜功，跟我一樣「愛出風頭」，現在才知道 Mbcla 建堂於一九六一年，是開路先鋒，其餘的兩百多家（包括台語及其他方言）的教會都是後來陸陸續續建堂的。

趣味的是，通常教友超過兩、三百人時，自然就有分堂的成立，而 Mbcla 卻於喬遷阿罕布拉市之後，每星期參加禮拜的人數，由原來五百人，逐年增加到今年的一千二百人，使得原本寬闊的建築變成擁擠不堪，加上地震的威脅，以及裝設電梯的需要，促使會眾在鍾牧師的領導下，克服許多困難，同心協力，終於建成了全美國多項第一的浸信會教堂。

新的教堂是在不影響舊堂的禮拜教學，從外面打起新地基，蓋起更高的禮堂，將舊建築去蕪存菁的包容在裡面。我曾經擔心這種刻苦耐勞的建築方法，鍾牧師表示不得已，但是也很有信心，眾志成城，一定會完工，美夢成真。如果不是對舊堂熟悉的人，大概不相信還有這種脫胎換骨的奇蹟。

獻堂典禮中我曾數度在美妙的音樂，苦盡甘來幽默的建堂報告以及追求完美藝術的建築師致謝辭中被感動。在表揚鍾牧師服務二十週年時，五十出頭的鍾牧師依然英氣煥發，充滿感恩，又那樣的平凡熟悉。

早於一九六七年，鍾牧師正在 Azusa Pacific University 研讀神學時，就曾受聘為會友急速增加的 Mbcla 助理牧師，當時還得借助於交通組的事工，接送往返 Hollywood 教會及 Azusa 校舍。一九七〇年鍾牧師 Peter Chung 學成，返印尼牧養那裡的教會。一九七五年 Mbcla 創堂的張容江牧師積勞成疾回歸天家，翌年鍾牧師才自印尼回美，開始擔任主任牧師至今。

在美國這個十分自由與民主的社會，教堂林立，極少人能夠也願意在同一會所主持二十年以上，鍾牧師是有點累了，但他現在正是壯年，身體狀況比平常人健康，好好保養，再來一個二十年應該是沒問題的。十幾年來亦師亦友的鍾牧師，偶爾會到十全藥局停留一下，從來不問我的宗教信仰，每次如果我能盡點服務的小地方，我就感受鍾牧師的虛懷若谷，誠懇待人，以及侍奉神的恩典。

誠如哥林多前書第二章第九節所記，神為愛祂的人所預備的，是眼睛未曾看見，耳朵未曾聽見，人心也未曾想到的。

相信洛杉磯國語浸信會，在鍾牧師繼續引導下，名聲遠播全球，直到永遠。

中國人的悲哀

難得連續三天的假日，在家無所事事，餓了就到朋友家吃一大頓、學唱卡拉ＯＫ、聊天，覺得非常愜意又很充實。書報看累了，看點電視，也不失為節約能源、抗議汽油猛漲價的一種消極方法。

星期日早上看了在奧勒岡州尤金市舉辦的（紀念當地一位長跑選手）田徑邀請賽實況轉播，其中男子二百公尺及女子三千公尺，各有三十四歲的「老將」參賽，竟然名列前茅，有可能在今夏奧運再奪金牌。下午看教育電視台的「雲南」，是美國國家地理雜誌拍攝，麗江縣納西族的生活實況，顯示公安局的權力，年輕人的享受（煙、酒、舞廳、卡拉ＯＫ、宵夜等），滋事（販賣海洛因、打群架），百姓生活的清苦，以及山明水秀的玉龍山風景（麗江縣於今年初發生大地震，死傷數千人）。接下來又看兩小時的「毛澤東年代」，深深感到中國人的悲哀。

英國廣播公司製作的「毛澤東年代」大半是黑白的記錄影片或照片，訪問幾位不同年齡、身分、性別的中國人，包括毛的私人醫師李志綏。非常忠實的述說，卻有令人不敢相信的事實。

例如「大煉鋼」，毛為了急速工業化，心血來潮，發動土法煉鋼，夢想把各鄉鎮的破銅爛鐵在土窯一燒，就可變成船堅砲利，一時全中國有數萬個「煉鋼廠」日以繼夜，把家庭用具，刀、鐵、鐵管等等燒成廢鐵，把寶貴的燃料，木材、樹枝、樹葉、桌、椅等投入火中，徒然增加大氣溫度，百姓又興奮又累，完全無知的聽命毛主席的偶然幻想，黨中央沒人敢講一句話，那些有點頭腦，知道不能土法煉鋼的知識份子，都送去勞改，做牛做馬，或被清算鬥爭死了。

比較起來，蔣介石雖然在台灣也是獨裁，至少他還有那麼一點東洋墨水，懂得尊師重道，利用知識份子，不像老毛那樣胡搞，憑一己之快意，置民生於浩劫。民主制度的好處是一旦執政者怕百姓空閒，想要蓋空中樓閣，就有在野黨、有知識份子提出他們的寶貴意見，這是許多留美學生，他們支持反對黨的最大原因，也是他們貢獻家鄉最佳方法。

在大躍進時期，連精明的劉少奇也被地方幹部耍了一招。老毛為了要還蘇聯老大哥技術援助的債務，必須提供農產品給蘇聯，因而要求各縣農村加倍生產。如何一下子加倍呢？黨中央口直，地方幹部也就心快，只要噓吹，把去年的數字乘二就行了。結果黨中央硬要加倍徵收，否則砍頭，農民自己只好餓肚皮了。等到也有報告一畝田生產量提高到五倍、十倍時，劉少奇等人下鄉實地瞭解，竟然喜出望外，沒料到是將十畝田的稻穗，連夜動員百人，硬插進一畝田上，人民日報以照片為證，廣為宣傳樣板。結局呢，至少餓死三千萬人，一半以上的人民營養不良。怎麼有力氣解放豐衣足食的台灣？

老毛的文宣知道如何神化英明領袖，當老毛在中國人民心目中成為第二個太陽之後，不甘寂寞退休，臨死之前愚弄學生孩童，使個個成為勇敢的紅衛兵，把中國一息尚存的文化遺產燒掉了，逼死了劉少奇，立了林彪，又廢了林彪，只因他不贊成聯美抗俄，簡直把數億腦瓜袋逼瘋了，神也會患錯誤嗎？美帝變成新戰友？太陽也會老醜斷氣嗎？把獨夫當成神，就等於不承認自己是人，人生就不如畜生了。現代的中國人，你說悲哀不悲哀？比起台灣人的悲哀，簡直是不用比了。台灣簡直就是中國人民的天堂，雖然天堂裡的人還有一點煩惱。

全世界可能有十億人還把毛當神供奉，包括在美國的大部份中國人，不敢批評毛澤東或鄧小平，惟恐觸怒神明。中共當局把英國廣播公司列入黑名單，不准中國人看它的衛星傳播節目，怕它的真實報導會粉碎共產黨的神話。

銅牌也很好

自從奧運在亞特蘭大開幕以來，我看電視的時間增加了兩三倍，前兩星期大概聽美國國歌太多次，最後都聽厭了，好像錄音帶壞了，一直重播美國國歌，聽不到別國的國歌，雖然在一百八十六面金牌中，美國只拿四十四面，如按人口與獎牌數目來計算，澳大利亞、古巴、加拿大應該是運動水準最高的國家，台灣呢？

台灣借重中國訓練出來的桌球高手陳靜，果然不負眾望，拿到女子單打銀牌。代表美國出賽的三名女子桌球選手也都來自中國，水準不高，沒入圍。台灣的女子壘球表現不凡，雖然輸給冠軍的美國隊，再接再勵下次可望得獎牌。少棒不入賽，不然更有希望。還有什麼運動台灣足以競技天下？對了，選舉運動，如果派國民黨金牛候選人出場，一定可以買到一面金牌，說不定兩面（破記錄）。

正是美國獎牌直線上升，克林頓總統流連賽場時，一聲爆炸驚醒美夢。所謂恐怖份子，極可能是自家人，為什麼不趁機把共和黨候選人的一些助選員抓來拷問？克林頓也真笨，這種事不妨學習台灣經驗。

這回中共獎牌真不少，它如果那麼愛台灣，賽前可以出租數名高手給台灣，讓更多的中國選手替「台灣省」顯威風，這種統一交易應列入兩岸協商。

台灣的環境污染及交通混亂實在極不宜訓練運動選手。去年底，我回台省親，特別清晨早起觀看電視轉播的馬拉松國際邀請賽，在曾文水庫、楠西玉井的鄉間道路舉行。緊跟在韓國、日本選手後面，台灣跑最快的一位姓官的選手，突然被一輛摩托車撞倒，是意外？還是……？本來摩托車流行的地區就無法產生跑手（為什麼要跑，騎摩托車更快）。但是賽程中，在安靜的鄉間道路，跑手竟然被迎面而來的摩托車撞成重傷，是什麼世界？

最後一天的男子馬拉松，前三名只差數秒抵達終點，分別是南非、南韓、及肯亞選手，應該都給金牌。運動比賽也未免小氣，只差〇．〇一秒或〇．一公分就分出高下，一點也沒人情味。有位女心理學家，曾就一九八八年及一九九二年奧運得獎心情的統計研究，發現獲得銅牌的比銀牌的高興快樂，我也認真觀察本屆情形，果然許多銅牌獲得者非常高興。當然銀牌獲得者也有人喜極而泣，金牌的當然不用講，是實力加上運氣。拿金牌需要天時、地利，加上個人最佳狀況。

有的地區，像南加州，產生許多獎牌選手，除了天氣好、設備好、教練好以外，每年有激烈的競賽，許多國家選拔高手前來受訓，如楊傳廣和紀政，天資加上苦練，果然不同凡響。聽說近十年來的台灣選手，不像以前那麼肯咬緊牙根拼命練習了。有些地區荒涼貧窮連路都沒有，不少非洲國家的選手就是這樣跑出一條通向金牌的路。

新的比賽項目如羽毛球、社交舞、保齡球、射箭、沖浪板、沖浪帆、滑板、韻律操等等都適合東方體質，可加強練習。不過每項運動都一樣是長期投資，是世世代代的偉業。急功近利的台灣環境是不鼓勵健身強國的。練什麼身體？我買把黑槍就比你強。

生的意志

「去點香，來拜你們的阿媽，今日是阿媽的生日。」

手捧三柱香，和阿母並列八仙桌前，以前是跪拜，這次阿母沒叫我跪（大概跪太多了，頑皮搗蛋，就被罰跪在阿媽的牌位前），一邊敬禮一邊聽阿母講阿媽的故事。

「你發高燒時，在床上哭，阿媽躺在你身邊，用葵扇幫你散熱『乖乖不哭，你阿母連鞭（馬上）來。』你阿媽也重病，自己大小便失禁都不知，卻寄望用自己的命，來換愚孫的生命，真可惜，等不到台灣光復，就過身了。你會活，都是你阿媽的保庇。你知影嘛，你得認真讀冊，讓你阿媽歡喜，阿媽每日在天頂保庇你。」

等香燒過的一刻鐘，阿母時而跟阿媽話家常，說阿全可以自己走路上學了，林羽老師很疼他，請阿媽放心。時而憶述阿媽的故事。

阿媽大概不知道我身上帶著不止是她四分之一的基因，經由她疼愛的媳婦的口傳，她的孫兒內心清楚的印象，有這麼一位生於一八七四年嘉義鄉下的平凡女性，在世七十二年中諸多不平凡的事蹟。譬如阿媽的盼望台灣脫離日本統治，就影響到我對台灣獨立建國的期待。

其實人類是在極偶然的機會中，才有幸生於地球，「幸」字包括感恩，也有生之意志在內。自有記憶開始，母親一再重複述說，我大難不死得以重生，都是祖母的保佑祝福，希望我為了不讓祖母失望，自己知道努力求學，保重身體，快樂過日子。

母親扮演橋樑的角色，她只知道替父親生孩子，替祖母生孫子，她不知道她的良好基因，上天也很公平的替她分給每一個孩子。無論時局多麼困難，她都要把每一個孩子養大，受教育，服務人群。尤其希望老九的我殘而不廢，知道我沒有氣力拿鋤頭挑扁擔，拿筆較輕鬆，一定要學會寫字，會唸書。所以各位讀者請見諒，有時我是替阿母、阿媽寫的，她們都比我懂得多，只是她們不曾寫，也不會寫。

我幻想，五百年後，科學醫學進步到可以確保人類的基因，甚至將人類及動植物的基因，裝進太空船，航向遙遠的星球，重建新的地球村，可能就是天國或極樂世界吧。那時候地球上的人是否會因死不足懼，生何以堪，而失去生之意志呢？

人有二十三對即四十六條染色體，生殖細胞只含二十二條染色體，再加一條決定性別的染色體，X或Y，精子與卵結合後，新的生命依然是每個細胞含二十二對染色體，外加第二十三對性別染色體，如XX是女，XY是男。目前已確知染色體由雙螺旋體核酸 Double Helix DNA 組成，而DNA的密碼是由A、C、G、T四種基 Base 巧妙的排列。每一個基因，是由這四種基組成的一群密碼來決定。譬如製造球蛋白這個基因，可能需六百多個基對 base pairs，最簡單的濾過性病毒需要大約一萬個T、G、C、A基對。

三十億個基對，構成幾萬種基因特徵，而成為一個複雜的正常人。只要這三十億中有幾個基對排得不好，某個基因就會出問題，就會有病，將正常的基對注射移植到患者體內，最近已有幾個基因治療成功的例子。將人體製造胰島素或干擾素的基因植入大腸菌中，大腸菌也可大量生產胰島素或干擾素。

是不是有一個或數個基因來決定人的壽命，人的生存意志呢？我想是有的，如果一個人有自殺的傾向，說不定是求生的基因失調。

有位外州可愛的讀者，寫信來，提到生的意志，我沒讀過什麼哲學生命學的書，雖不貪生卻也怕死，這個世界實在太美妙，不知道的事情太多了，令人留戀。

彗星

「我欲乘風歸去，又恐瓊樓玉宇，高處不勝寒。」唸這首詞時，偶爾想問，蘇東坡心目中的「風」是甚麼？是龍捲風？颱風？還是……，總之，蘇先生如此超越現實的夢想，實在瀟灑可愛。

今春有一顆彗星造訪地球，三月中旬有些天文學家趕去黑龍江觀測，報紙電視也有圖片登出，一粒亮星拖個很長的尾巴，像蘆葦白芒那樣，隔幾年就有不同的彗星繞來，是太陽系的天文現象之一。人類自古不解其神秘，常以為災難降至。沒想到在最現代化的南加州，竟然有三十九位信徒，乘機自殺，以為彗星會帶他們遠離苦難的地球。（今年底有百餘位台灣信徒來美國，預備九八年三月歸天。）

如果乘風是乘彗星風的話，風速每秒數萬公里，拖著長達數百萬公里的尾巴，或許再過幾百年，我們的子孫會發射太空船，追隨長風遨遊太陽系。是否有瓊樓玉宇，到時便知道了。高處不勝寒是真的，已知彗星主體是一團直徑數公里的大冰塊，接近太陽時，表面融化，水氣蒸散，跟著尾巴環繞太陽系。

據說那位倡導世界末日的音樂教授，自以為罹患癌症，有那種要死大家一起死的大體同悲心，說白一點，是他在找人陪葬，就像古代的皇帝那樣。令人震驚的竟然有那麼多比他年輕力壯的人，願意隨他乘風歸去，不是先登上太空船，而是喝酒加過量的安眠藥 Phenobarbital，穿新衣新鞋，躺在床上，靈魂被外星人帶去天國了。

第二天，我去藥局上班，先看那瓶一千粒裝的藥是否原封不動，感謝天。

這件美得令人窒息的羽化登仙，使我想起慈濟美國分會執行長黃思賢先生。幾年前我就非常敬佩這位捨私為公的青年，也好奇他無限的精力與熱誠。直到幾個月前，他過四十九歲生日，大家替他慶賀，才知道原來有位高人曾警告他過不了四十九這一關，使他對整個人生觀念改變，出錢出力，捐出產業。

義診中心的成立，遍佈各地的救急救難，充分發揮慈濟的精神，正教的力量還是偉大，邪教的惑言乖行，最後是被唾棄的。

從小我最崇拜的兩位美國人之一馬克吐溫，Mark Twain 是筆名，原名是 Clemens Samuel Langhorne，生於一八三五年，這位幽默文學家一生與彗星結不了緣。英國的數學家及天文學家哈雷 Halley（一六五六至一七四二年），生前預測公轉太陽七十六年一週期的哈雷彗星，將於一七五八年重現。馬克吐溫出生的那一年，哈雷彗星也是最接近地球，他自認是隨彗星來轉世的，也將隨彗星而去。

晚年他舉家遷往義大利，努力創作，一九〇六年開始口述傳記，尚未完工，於一九一〇年四月壽終正寢。

一九八五年美國郵局發行一張馬克吐溫的紀念郵票，在肖像背後的藍天，就可看到哈雷彗星的影子。他童年生長於密西西比河畔，十一歲喪父，開始打工，十三歲成為當地的印刷工人，後來幫哥哥出版報紙，十八歲離開負債累累的報社，到紐約、費城打工，開始當記者寫稿，當過短暫的南方軍，於一八六一年春隨哥哥到西部內華達州淘金伐木，一八六三年二月他開始用馬克吐溫寫稿，一八六四年他到舊金山，他的作品開始受到重視及鼓勵，下次再有彗星經過地球，我要記得讀一本馬克吐溫的作品。

藍月與幻覺

七月初的一個夜半，睡醒起來喝水，看到廚房窗外月亮西斜，就推門坐在台階賞月。夜涼似水，四周極靜，從柿葉空隙灑下皎潔的半月，仔細一看，月亮下端掛個半圈金黃色的環，以為老眼昏花，或剛睡醒眼皮還沒睜開，還是再回床睡吧。隔兩日，看到賞月的新聞報導，說這幾天可以看到 Blue Moon 藍月，並非真的是藍色的月，而是月亮的周圍可以見到類似呼拉圈的環，老美稱之為藍月。

如果 Blue 是代表憂愁傷感，或是悲哀無奈，那麼我看到的月環，是有點像剛沁出來的眼淚，彷彿月娘暗嘆自作多情，空度良夜。或許各民族都有他們古老傳說的嫦娥奔月，后羿射天吧。

藍月的環圈是幻覺的話，那麼所謂月有陰晴圓缺，也是幻覺，其實人的一生都活在幻覺中。大學畢業前後好幾年時光，我專心研究藥草藥材的組織細胞，經常要用顯微鏡，逐步將倍數增加，那時覺得很自豪，以為接近科學真理。因為我相信，所有的科學事實，眼見為憑。所有的理論學說，最後都要以實驗掌握證據，提出別人可以看見的「實物」，即使是相片或是模型也好。

譬如細胞裡邊的細胞核，裡面有染色體，可用光學顯微鏡看到，就像看到細菌那樣。其實我們看到的、照相到的都只是虛像，利用虛像來瞭解細胞或微生物的結構。用電子顯微鏡或X光繞射，可以進一步觀察濾過性病毒或DNA的結構。最終還是要寫成論文，用公式、用結構式讓大家有目共睹。像目前廣泛用於醫學診斷的放射儀器，跟我們二、三十年前在研究室用的紅外線、質譜儀、磁核共振等原理差不多，目的是要提出可以重複顯示的證據，令人心服。

為什麼我們相信虛像幻覺呢？眼睛跟照相機一樣，看起來是上下顛倒，黑白相反的。從小我們被訓練成習慣自然，反而不去想綠色的葉子是因為它不需要綠色的光，只吸收別色的光而把綠光反射回來，如果把所有的光都反射回來，它就是白色的。到現在我有時迷惑，到底別人看到的我，是鏡中的我嗎？由於有幻覺，所以電影及電視螢幕演起來才那麼逼真。

小時候看西部電影，馬車快速往前跑，但是那片大輪子卻好像往後面轉。我覺得非常奇怪，為什麼會有那樣的幻覺？最近讀到一篇 Duke 大學醫學中心 Dale Purves 生物神經學家，關於圓輪後轉的實驗，跟轉速及視覺的定點有關。運用類似的道理，魔術家很熟練的在你面前表演幾乎可亂真的幻覺。

看電影時我會入神，身歷其境，跟主角一起冒險，一起感受緊張、驚叫、熱淚盈眶或暢懷大笑，即使是看第二次或第三次還是一樣靈。當然，先知道結局是圓滿的，觀看時就稍微輕鬆一點。我不認為好的電影或小說是假的，它豐富真實的人生，欣賞一次就彷彿多活一次。

事實往往是冷酷無情的，正如月球的表面，只是荒涼的砂石，被隕石打得千瘡百孔，沒空氣，也沒水分，那來的白兔搗米，月娘仙女思凡？自從太空人登陸月球之後，月餅吃起來就沒那麼有味道了。回想起小時候中秋節的盛況，頭戴文旦柚皮，手拿三柱香，口中唸唸有詞「箸神箸神轉轔轔」，五、六個小朋友專神注目擺成T字型的筷子，在合禱聲中，在微風中慢慢的轉動起來，就好像現在看火箭升空一樣的興奮。

前晚偶然看到熱門話題的中文電視節目「靈光顯相」，在台北有位相師用拍立得相機幫人拍照，利用照片上頭頂背景不同的顏色曝光，來解說一個人的氣色，健康、修行、才氣、財氣、運氣等等，認為每個人都有「氣」，都有「靈光」。我想這位相師一定生意興隆，因為不管背景出現什麼色彩，他都有一套令人信服的說法，好像有點科學，實際上是很難重複證明的。這種對溫度及光度比較敏感的底片，讓人有一種真實的幻覺，或許比廟裡抽的籤詩較現代化吧。

一個人過分理智，過分信賴科學，人生難免枯燥乏味。與其聽一堂月球的天文物理，我寧願聽一曲月下情歌和月光奏鳴曲，或玩一下水中捉月，愚人拜月的遊戲。

旅程

夏天的傍晚，火金姑（螢火蟲）閃亮在樹叢，飛蛾頻撲燈下的夜來香，屋簷下的蝙蝠穿梭庭院廳堂，阿母忙完廚房來到大廳的觀音菩薩像前燒香行禮，也在公媽牌位前的香爐插上一支香，如果是初一、十五就各插三支香，神明的生日或節慶門口也要插支香。然後我就跟阿爹、阿母，有時還有兄姊，大家坐在剛鋪好紅毛土（水泥）的前庭納涼。

有時月明星稀，有時滿天星斗，阿母談古說今，諺語如珠，喜愛講年輕時在外婆家的故事、嫁過來和阿媽相處的日子、我的出生、疏散到鄉下吳鳳廟附近、我的大病不死都是阿媽的保佑等等，值得感謝回憶的阿母都再三重複，好像怕我忘記。偶爾看到天邊流星一逝，阿母就讚嘆人生如旅遊。

母親節前幾天，好友黃重明藥師寄來一份他自編的小刊物『旅程 The Journey Digest』。黃藥師畢業於高雄醫學院，來美國唸碩士後，再進南加大藥學院唸臨床藥師，現已退休，是台美人藥師的先輩。自從一九八〇我開業藥局以來，黃藥師經常給我解答心中的疑問。最近三年的「葫蘆週記」更是由他那邊獲取不少資料及精神鼓勵。

黃藥師夫婦是虔誠的基督徒，在教會做義工，數十年不間斷。『旅程』的編印本來是「洛福琴瑟團契」的講義，第一期九五年十一月，主題是感恩，用手寫再去覆印，內容有聖經精萃、名人語錄、故事、詩、格言、及漫畫笑話等。開始是四頁，每月一期，最近改為八頁，兩個月出版一期，發行量只限一百份。

『旅程』的特點是中英兼俱，以聖經教義為主，用通俗的語句，表達編者對修養、家庭、日常生活、人際關係等各方面的見解，不但包容萬象而且幽默，沒有說教的氣味。

慶祝母親節這期（No.6）主題是：與主同在，**Be still & know that I am God** 安靜下來，知道我是上帝，介紹四項操練，① **Simplicity** 純樸，② **Silence** 靜默，③ **Solitude** 獨處，④ **Surrender** 遵天命。在十數句名人語錄中，有「需要少的人，最接近主」（蘇格拉底），「簡樸的人，多有平安」（安碧士），「我從未發現像獨處那麼好的伴侶」（梭羅）等。

關於母親節的名言，黃藥師摘錄不少名言如：「父親是一家之主，母親是一家之心。」「神不能到處看管，所以祂發明母親。」「一個母親比一百個老師教得多。」「一個母親瞭解孩子說不出的話。」「我們不能作大事，只用大愛作大事。」在笑話方面，有位老師問強尼：「假設你家有七人，有人送一盒蛋糕，你可以分到多少？」強尼即刻回答「六分之一」，老師問「是不是算錯了。」強尼說：「沒錯，我深知我媽媽，她會說她不吃！」

有位媽媽寫了一首打油詩，女人的一生：

未就職前，煮煮洗洗。

上班時，煮煮洗洗。

退休後，煮煮洗洗。

我的母親生育六男三女，吃苦耐勞，雖然沒上過班，但是也不曾退休，八十幾歲還是服侍父親，還是煮煮洗洗。雖然「旅程」編輯的時空及宗教信仰，和數十年前在台灣小城母親講的話完全不同，但是給我的精神感受則一。或許，真理到處都一致吧。

不知老之已至

宇宙浩瀚中，只有地球存在動物植物，如果我們發現另一星球，也有簡單生物如細菌、藻類存在，那麼科學家們必將讚嘆吾道不孤。萬一發現火星上有生物的殘骸遺跡，那麼地球上的人，將會有什麼看法？

地球上生物的必要成分是蛋白質，而蛋白質保持活性的溫度相當窄，大概是水的溫度，從零度到一百度，我們所知的星球表面溫度，不是低於冰點，就是高於沸水。換句話說，沒有水就不可能有生命，或許有異類或天堂吧。

令我感到興趣的是，為何生物有求生的意志？俗語說一支草一點露，或說螻蟻尚且偷生，許多生物生存的環境實在萬分惡劣驚險，在絕境中忍住生命，是期待嗎？期待明天或下一代會更好？

生命的期限在生的那一時刻就決定了。近萬年來，地球結束冰河時期，地表溫度逐年回升，有利萬物滋育，尤其適宜中等體積，陸地生活的人類居住。出世在一千年前，活到五十歲就算大壽了。出世於二十世紀，卻不幸生長於熱帶原住民區，或生死操在民族救星的手中，那麼折磨到四十歲，還能活著，大概是祖宗積德吧。

沒料到近一百年突飛猛進的科技醫藥，將人類的平均壽命足足加倍，從本世紀初的四十歲提高到本世紀結束時的八十歲。二十世紀人口之急增，除了嬰兒死亡率降低外，人民壽命的延長更是主要因素。三十年前百齡壽星很稀奇，現在稍微不小心，就活到九十或一百。

跟年輕的一代比，六十幾歲算是老了，卻有許多人出門時打扮得整整齊齊，有的祖母級的染了洋習，紅紅綠綠，令人側目。胖的問怎樣減幾磅，瘦的希望多幾磅，每一個人都問是否應該補充荷爾蒙，怎麼吃法，才不會月經再來（大概擔心會再懷孕吧）。

這兩年加州積極整頓新移民，未滿七十五歲的很多暫停觀賞連續劇，暫時收起麻將桌，相邀參加入籍考試補習班。有位太太從ＡＢＣ初級班開始，經過一整年的苦讀，終於考取了，送一盒禮餅來藥局，答謝平日對她的鼓勵。有位將軍，寫了一本悲慘的回憶錄，自行編印出版，到處送人看，他還想跟中國大陸投資貿易，想娶第三個妻，能生個仔更好。

現代的老人不喜歡子孫滿堂，喜歡清靜，喜歡有私生活。問他最近很少來拿藥，又發福了，他眉開眼笑的說有了女朋友，她煮的菜太好吃了，常吃太飽，可能需要一點胃藥。在老人中心，飯菜雖不大合味口，大伙兒打乒乓球，跳韻律操，打太極，聽醫藥專家的演講，每一個人都懂很多，不像台灣的老人容易受騙上當。你別想向他們推銷新的健康食品，什麼仙丹妙藥他們都存疑。

近半年有三位偶爾還是我的顧客的忘年之交，先後由子女來慶賀九十大壽，我在電話中祝他們長命百歲，有兩位頗不以為然，希望能活到一百二十，沈老先生還寫了一小本「迎接二十一世紀的挑戰」。哇！真是雄心大志，不知老之已至。

金錢難買幸福？

「一寸光陰一寸金，寸金難買寸光陰」，小時候唸中文時，老師再三解釋，我們這些小蘿蔔頭還是糊裡糊塗，大概有一個結論印象，就是金錢不能買到一切，「書中自有黃金屋，書中自有顏如玉」，窮小子，認真唸書吧！

財星雜誌 Forbes 於四月下旬出版的那一期，有一篇老生常談的文章「金錢可以買到幸福嗎？」答案當然是否定的，趣味的是，作者引述幾篇社會心理學家的研究報告，來解釋為什麼很難用錢買到幸福。

先舉一些事實，「你現在幸福快樂嗎？」將近八〇%的歐美人，六〇%的日本人及四十五%的印度人說是，二十年前的統計和現在差不多，雖然這期間國民所得各地皆有顯著增加。強調個人價值的社會，自覺幸福的國民比率較高。

加薪、中獎或有意外收入，在三個月之內，會令每一個人感到快樂，過了三個月，就不一定了，對自己的工作滿意的程度，與職位高低無關，與職業的種類無關，收入的多寡影響對工作的滿意度只佔二%不到，有將近三分之一的超級富豪自認不快樂，煩惱一大堆。

當然，民不聊生遍地餓殍的地區，一點點物資、金錢的接濟，可比雪中送炭，恩同再造，在三餐無慮，略可溫飽的國家，大多數人民都滿意現狀。快活的過日子，似乎是生存的必要條件，數萬年的人類進化過程中，墨守成規、抱怨現狀、不求進步的較易被淘汰。

根據明尼蘇達大學兩位學者，一年前發表的雙胞胎生活研究報告指出，你的幸福快樂取決於你承受的基因組合，換句話說，你是否覺得滿意幸福，八〇%由你的基因來決定，收入的高低只佔二%的影響。

每日進出藥局的顧客當中，總有幾位活得很辛苦，雙眉緊結，面無笑容，好像全身都有毛病。雖然他拿的是州政府的免費醫藥卡，要你介紹最有名的醫生，要拿最新最名貴的藥品，懷疑心重，什麼人他都不相信，常改變心意，卻自以為是。幸好大多數顧客都有說有笑，聽別人談笑，有時加一點自己的意見，欠他一樣藥，請他明後天再來拿，他也不會怎麼抱怨，他買瓶維他命，也不跟你講價，讓你覺得替他服務很舒服，同一款米，飼百樣人，就是因為身上基因各異。

根據最近幾年腦神經學的研究，腦中傳遞神經的物質如 serotonin 及 dopamine 等，對一個人是否感到幸福快樂有很大關係。譬如他鄉遇故知，金榜題名時，腦中的 dopamine 分泌會突增，讓人有快樂的感覺。國民黨做不好，選舉後換民進黨上任，大多數選民的 dopamine 腦中濃度也會像台北市民那樣增加。

五月三日晚，聽黃越綏女士的演講「血型與人際關係」，非常直率感性，也可以感受到，台灣要轉變為高科技開發國家，人民所經歷的種種劫數困難，貪污的政府、黑道的吃人、法院無公義、國民教育低、婦女無保障等等，如果調查居民對生活的滿意程度，可能比印度更差吧。黃女士希望各位聽眾的血型不是定型，可以學習不同血型優良的個性，尊重包容對方。

錢多有什麼用？如果天生守財奴，賺到億萬只是變成大守財奴，不僅對社會毫無貢獻，反而製造社會不安，你想要錢飽飽，還是只要幸福過一生？記住，幸福也是不能換取錢財的。

減肥與減稅

一九九五年四月的美國，有八千萬人想減肥或是應該減肥，同時也有八千萬人想減稅或是認為不應該交稅。減肥跟減稅同樣困難。

萬年前，地球冰河時期逐漸退去，整個地球慢慢溫暖起來，一年有四季之分，但是冬天還是很冷、很長，許多人，尤其是沒食物吃的人，都過不了寒冬。春節習俗的互相拜年，就是慶幸大家，尤其長輩，還活著。在那種艱苦時期，人體必需利用有限的食物營養，轉化成脂肪存積，以防冬、防老，或懷孕生子，那時要胖非常困難，因為體力消耗太大了。

一直到一九六〇年，肥胖的人在社會上還是受人尊敬的，肥胖代表財富，代表能力，代表地位，代表福氣。問題出在科技工業的進步，體力的消耗銳減，超級市場展示超量的食物，而且地球繼續溫暖。

一九九〇年冷戰結束，蘇聯共產極權失敗了，但是那邊的人似乎沒有肥胖與重稅的問題。歐美資本主義雖然贏了，卻受罪於肥胖、重稅，及熱量過剩。現時全世界的資本家，包括亞洲那幾條小龍，致力於把肥胖送給東歐、中國大陸，以及所有的人民共和國。預計再隔三十年，全世界將有二十億的人有肥胖的問題。

肥胖的人顯然不適合於居住在溫暖的地球，車子及飛機的座位越來越小，特大號的衣服、鞋子、床都較貴，這些還是小事，大胖子不易找工作，又不屬於殘廢，可以預言將來是越胖，越窮，越可憐。心裡雖然想減肥，但是談何容易?要減肥就要節制食物，就要逼迫毫無收穫的體力運動，那是違反人性，違反數十萬年生存進化的原則。

為什麼要減稅?因為政府太胖了，你越交稅給政府，政府越大越胖，更多管事，卻更浪費更沒效率，以往國家有內憂外患，不僅有冷戰，還見刀光血影，人民為了團結自強，只好服從獨裁，祈求保命，貪官污吏，嚴刑重稅，連吭一聲都不敢。現在呢，毒蛇猛獸都絕跡了，共產主義比紙老虎更脆弱，交稅給政府做什麼?

就是因為有憂患意識，我們才會賺了錢，捨不得用，捨不得捐一點，而積蓄一大半，買房子、買土地，想留給子孫。有關社會的公益活動，不肯出錢，也不願出力。最後把責任推給貪污又無能的政府，結果當然失望，當然不情願再交稅了。明明知道政府不可干涉新聞報導，歪曲司法，一到選舉，愚民還是接受賄選，投票給肥胖重稅的執政黨，以為只有它可以保護家產，延續子孫。

新移民來到美國，看到美國人個個高大肥胖，自己的孩子又瘦又小，只顧玩只顧看電視，不認真吃飯，就擔心孩子營養不夠，要醫師給開胃的藥，讓孩子多吃點飯。有一次我很嚴肅的跟一位媽媽講，像你的小孩那麼胖，他們的平均壽命只有三十幾歲，她有點震驚，人家都說她的孩子是健康寶寶。一年後，她很高興指給我看，小男子長高了，不那麼胖了。

來我藥局的有兩三位墨西哥裔的胖媽媽，把她們的男孩餵得更胖，一身是病，連走路都有點困難，常常不上學。我猜想，媽媽小時大概遇過饑荒吧。

現在有醫師把兩種抑制食慾的藥，給對減肥絕望的大胖子，每天各服一粒（fen-phen），看到巧克力、炸雞、蛋糕、冰淇淋等都不動心，不動食指，慢慢的，每一個人都瘦回來了。說只喝水也會胖，那是爭取同情的解釋。胖也不會遺傳，只是吃的習慣遺傳而已。民主政治有在野黨替執政黨減肥，在暴發戶的社會，誰會替小孩減肥？（fen-phen 因會引起心瓣膜病變，已於九七年十月停賣。）

真希望有一種新藥，吃了可以見錢不貪，見股票漲不焦急，樂善好施。

零障礙

在阿罕布拉市開業的十全藥局，由於市府重建局，規劃整個街段蓋高樓老人公寓，所以被遷移到同一條街鄰近的辦公大樓。十五、六年來成千上萬的顧客進出老舊的藥局，因為停車場在後面，一部份人還要下六、七個台階才能進入藥局後門，有時腳步較不方便的，我都盡量護送他上車，謝天謝地，沒人絆倒或意外。

近十幾年來美國大小城市，陸陸續續整修人行道，尤其在十字路口，人行道與馬路交接處，切成貝殼狀的斜坡，以利嬰兒車、腳踏車、輪椅等的通行。原來美國國會早就通過零障礙建築法，限於一九九〇年之前改善，否則聯邦對州市不補助。

一九九五年則雷厲風行，好像有一點太過分了。

新址辦公大樓約二十五年前改建的，雖然相當摩登華麗，從停車場進大門，還是有兩個台階，已改成N字形斜坡道，現在藥局的地板比人行道高一寸，而引道不足四十寸，只好地板削掉一寸，把引道在藥局內延伸，為此，與我同時遷移的牙醫師、家庭醫師也大傷腦筋，他們的地板比人行道還高將近二寸，忙著在削切的邊緣，用桌椅排成一列，以免顧客腳步不穩而跌倒。

前天，在牙醫師的候診室果然一位婦女，踢到削切的地板而跌跤，趴在桌椅上，可能比牙痛還痛，臉色不大好看，牙醫及助手趕快處理，婦女看完牙齒也走回家了，但是今天家人帶她來，抱怨全身酸痛，記憶喪失，嚇得牙醫趕快找房東來，送婦人去骨科醫師那邊診療。

幫我搬的臨時工人，都是親朋好友，雖然也有兩、三位不小心踏到不平的削切地板，所幸無礙，只是叫一聲，讓別人也注意地板的不平。今天我在引道兩邊再貼黃色鮮明的「小心安全」的警戒帶。由此可見為了極少數的輪椅顧客，絕大多數的步行顧客就要受限制，要多走幾步，要額外小心，其實從後面停車場進來已是零障礙了，前門一比三八的斜度就不能通過？一定要一比四十？

昨天我特地用手推車載一座櫥櫃，從人行道去停車場，在街角的人行道斜坡太斜了，加上我沒經驗，手推車也是小型的，所以轉彎時，櫥櫃翻倒兩次，我就懊惱了。人行道的斜坡大於三比四十，為什麼硬性規定店門口要小於一比四十呢？新的建築沒話講，一切照進步的法規來進行，將舊的建築不合情理的削足適履，未免太阿Q吧。

我本身患小兒麻痺症，右腳肌肉萎縮，不良於行，雖然不必穿鐵鞋或拿拐杖，從小活潑好動的我經常跌倒，膝蓋破皮，可以說是在傷痛中成長的，因此夢想長大後會開車，免受歧視，可跑遠路。美國真是殘障者的天堂，前幾年我也申請了殘障停車牌，雖然極少用，內心感受人生並非到處痛苦。當「零障礙法案」在美國國會通過時，我替下一代的人祝福，希望其他國家也能跟進，致力於民生建設，免除戰爭恐怖。

前幾年美國有位女士，有感於傳統的輪椅不僅笨重而且顏色暗淡，她邀請名家設計，採用新材料，公司業務擴張，色彩鮮麗，設計輕巧的輪椅紛紛上市，在電視常見馬拉松輪椅賽者跑的一大半出自她的公司。我也希望有生意眼光的人，能用心來改進鐵鞋、拐杖、扶手、手推車、嬰兒車等等。執法人員也要兼顧情理，過分嚴格的法令削足適履也是行不通的。

培養習慣

大約是初中一年級的時候，有一次看到報紙轉載的新聞，說在美國有人統計過，用左手小便的男人比較聰明能幹，從此以後，我習慣右手解拉鍊，左手扶著寶貝小便。本來是不值得一提的生活細節，但是對一個從善如流的孩童來講，潛意識裡認為是好習慣，就讓它習慣成自然吧。

又有一次，平靜的嘉義市傳說紫外線電療有益健康，雙親帶我到一位好像有點學問的人家裡，他剛從日本進口一部機器，在我背部照了十幾分鐘，因為我脊椎右側彎，我就問他平日如何保養，他講了一堆左腦管右肢，右腦管左肢的道理，建議我睡時盡量睡左側，可能會把脊椎龍骨拉直。頭一兩個月非常不習慣，四十年來變成睡左側較易入眠了。

或許你會說小時候較有塑性，易培養新習慣。大約是我快五十歲的時候，在美國開車也快二十年了，我習慣要煞車時，用右手把右腳拉提一下，以確信可以踩到煞車板。有一夏天與老同學駛車遠遊，他注意到我微小的動作，建議我試用左腳去踩煞車，較能應付緊急。起初也不習慣，後來練習幾次，左腳或右腳都可煞車，而且也不必用手去扶右腿了。

有時我也會刻意去訓練使用左手，如左手拿刀叉、用左手刷牙、用左手打電話、提重物時左右手平均或輪流提，當然並不是因為聽說用左手的較聰明，而是有備無患。有時右手忙或不方便，左手照樣可以完成工作。還記得在家裡幫忙掃地時，父親經常面誡要雙手握掃把，才掃得清潔，手腕才不會受傷。

美國有位教育家寫一篇短文，大意說在幼稚園他學到為人處世的道理，像飯前洗手，飯後漱口，借東西要還，玩具要收好，大家要排隊，發言要先舉手，不可亂罵人，不可打架，要認真學習，要感謝等等。換句話，好習慣從小就要培養，老師是好榜樣，父母、兄姐更是好榜樣。但是為了適應新環境，為了身體的傷痛，我們還是要隨時培養新習慣。

前晚觀賞教育電台的特別節目，在醫院的復健部，有數位脊椎受傷的病人，一位是跌下來後頭歪一邊的小孩，一位是運動選手受傷後兩腳不能走，一位是車禍後全身麻痺的婦人，一位是從三樓跌下來的建築工人。

他們在復健師的耐心教導下，重新學吃、學講話、學寫字、學走路、學坐輪椅等等，奇蹟似地每日進步，正如騎馬摔傷的那位電影中的超人，從昏迷中醒來，一切從頭開始，是多麼堅強的求生意志。

培養習慣也要有堅強的意志，有時聽人吹牛說他吸了十幾年，甚至數十年香煙，說戒就戒，好像真簡單的事，大多數煙客是辦不到的。因為一旦上癮，要戒談何容易。或許某些人有可以改變習慣的基因，或是對魔鬼的吸引有免疫力，普通人還是遵守，酒色財氣人之性也的老規律。

有些中國人喜歡罵洋鬼子，不反省自己，把數百年來的積衰不振歸罪於洋人，好像成了習慣。這些人有的很幸運的來到美國，而且理所當然的每個月領取養老金，遇到中美爭執事件時，很習慣的指著美國人破口大罵，或是阿Q式的幻想，中國飛彈可以打到洛杉磯甚至華府白宮，這是非常不健康而且危險的習慣。如何培養當一位美國好公民的好習慣，而不忘自己是台灣人或華人，也是需要堅強的意志，身體力行。

沒恆心

嬰兒對熟悉的奶頭、玩具、小毯子、聲音等等會很執著，在遊戲方面，簡單的扮鬼臉，貓抓鼠，嬰兒可以反應同樣的興奮，屢試不爽，也是嬰兒可愛好玩的所在。

前幾天，藥局來了位媽媽，手推嬰兒車，裡面坐著一位四歲女孩，跟祖母來買藥。媽媽有點焦急的手拿一個音樂玩具，問有賣電池嗎？一聽說沒有，祖母趕緊回頭到隔街的超級市場去買電池。媽媽抱著女孩，坐在椅子上餵她止痛退燒的 Tylenol 水劑，餵過之後小女孩開始哭，越哭越大聲，媽媽緊緊抱著、哄著都沒用。我在裡邊忙著替四五位等候拿藥的顧客配藥，聽那嘹亮的哭聲，繼續不斷，足足有十分鐘之久，我的助手嘗試給糖果、給玩具，希望讓小孩靜下來，還是沒辦法，大家都心碎了。這時祖母回來，把電池裝進音樂玩具，小女孩一聽到熟悉的旋律，馬上破涕為笑，手舞足蹈，把旁邊的人都看傻了。

我知道這小女孩生下來就有點智障，但萬萬沒想到，那個音樂玩具對她那麼重要，不然我也會將藥局自己用的電池給她，讓她高興。但是像她四歲了，頭腦還停留在一歲的階段，還那麼單純執著，不是也很可憐嗎？健康的四歲孩子應該是不專心、好奇、沒耐性、也健忘的。

在台灣讀小學時，整整六年，每天升旗典禮完畢，回教室，在第一節課開始之前，全班站起來，大聲背誦青年守則，最後一條是有恆為成功之本。試問有多少成功的例子是來自有恆心？這個世界，尤其是近一百年來，變化實在太大了，太多有恆心的人失敗了。當然，我這樣講會引起多數人的誤會，以為我相信成功只是靠運氣，其實我是想講一些沒恆心的好處。

譬如說小學時，腦筋簡單，容易記，容易背。到了中學或大學，如果考試八股還要考你背書的功夫，不是多讀十幾遍，就是作小抄，考試才好應付。好學生有恆心，每科都會背，卻容易變成書呆子，那些成績不大好的學生，寧願花時間在課外讀物或課外活動，畢業後，在社會上卻比較靈活，比較適宜生存。

像我自己從小讀書不求甚解，不愛讀教科書，卻喜歡看報章雜誌，所以「中毒」不深。現在回想起來台灣教育部或教育廳編審的國文、歷史、地理、公民、三民主義等等，浪費太多聰明才智了，編者別有用心，教者數十年如一日，學生苦在其中，在班上我跟那些不喜歡唸書的同學相處比較愉快。

在感情方面，太專心專情，往往以悲劇收場。在文學藝術方面，許多名家只寫同一題材，類似的故事，或只畫山水，別的不屑一顧。從另一角度看，這些名家未免糟蹋自己、束縛自己。人生有不同境遇、不同階段，為了滿足一點現實的小成就，受制於威權大師或市場，不敢突破格局，雖然有恆心、有毅力，也不過是一部運作良好的複印機。

做科學實驗或研究發明新產品都是要鍥而不捨，要有信心、恆心，卻不是千篇一律的一試再試，必需從各種角度去調整修正缺點，才有可能成功。有時候懶惰的人或半路出家的人反而會創新發明，成就大事業。古早時，可能是生命短暫或機會太少，都鼓勵少年要立大志，從一而終。現代的高中畢業生，大多數不知道要找什麼樣的工作或唸大學那一科系，尤其在美國，年輕人可以相當自由的選擇不同的工作，嘗試學習不同的學問，較適宜生存在這日新月異，越來越複雜的社會。

年初，孩子怕我晚上無聊，買了一盒一千五百片的花卉大拼圖給我，十年前他跟我花了將近一個月的閒暇時間，終於排出港邊漁船，也是一千五百片的拼圖。預計七十五小時可排完，即每小時能排出二十片就不錯了，像這種遊戲是不需要下決心的，也不問有沒有恆心，是拼排尋找配對的過程吸引人，讓人輕鬆忘憂，排多少算多少，排到一半時，有點像人生過半那樣，希望年歲過得慢一點，有點捨不得排滿它。

讀者看這篇文章時，可能會感覺出來，筆者是寫寫停停、斷斷續續，不是一氣呵成的好文章，顯然是既無才華又沒恆心。

卡拉OK

日本人對現代文明最佳貢獻是什麼？或許有人會提禪、俳句、文學、汽車、武士道等等，而我認為卡拉ＯＫ可能是日本人對世界文明生活的最佳獻禮。

第一次接觸卡拉ＯＫ大概是一九八一年，當年回台灣，比較新鮮的話題，除了高雄美麗島事件以外，就是卡拉ＯＫ。因為好奇，就和朋友的朋友去聽卡拉ＯＫ，每桌只限點一首或兩首歌，大家輪流上台，在麥克風前及彩色燈光中，面對觀眾唱歌，有人專門調配伴唱機，好像整個樂隊幫你伴奏一樣，真熱鬧，大多數人還不大敢上台表演，除了歌詞不熟外，戒嚴文化也使得民眾對麥克風有一種可望不可及的怯場。

我當時的感覺，除了飲料比較貴以外，認為卡拉ＯＫ可能是台灣民眾打破威權，建立自信最有力的民間運動。我曾請教在大學擔任社會心理學及日文的堂哥，他解釋卡拉ＯＫ是沒樂隊伴奏的意思，卡拉——日語是空的，ＯＫ是交響樂隊，大樂隊的日語簡稱。他沒去過卡拉ＯＫ的歌廳，我建議他去了解一下現時的台灣社會心理。那次返回洛杉磯時，朋友託我一件行李，是家庭用最新型日本製的伴唱機，要轉交給「新洋音樂」的李先生。

初期的伴唱機是放錄音帶，主要是日、英、中的流行歌曲，過兩、三年台語歌曲突然興盛起來。戒嚴解除後，台語歌曲的流行頗有凌駕國語歌曲的場面。戒嚴時期禁唱台語歌，後來只准電視台每天播唱兩首台語歌，搞到現在，那些二三流的唱片製作公司還以為台語有音無字，別字、白字連篇，有邊讀邊，即使這樣的無知歧視，卡拉ＯＫ也帶動台灣男女老少學習台語的熱潮。

沒幾年，錄音帶的伴唱機就被錄影帶取代了，不僅有字幕，而且有風景、人物，甚至配合歌詞的劇情。又過幾年，光碟問世了，最近十年，不僅製片品質日新月異，而且越來越便宜。隨著戒嚴的解除，老歌恢復生命，新歌更是每星期出爐，沒有一個歌手敢說他每一首都會唱了，好歌人人上口，不好的歌沒人唱，自然淘汰。

台灣每年的選舉鬧劇，候選人，連執政黨的金牛黑牛也要高歌一曲「愛拼才會贏」、「一支小雨傘」，或是「補破網」等，新聞局提倡的愛國歌曲，連極右派的人都不想也不敢唱了。

經由卡拉ＯＫ來學習語言是捷徑，廣東話也好，日語也好，多唱幾遍就會了，而且字正腔圓。不少年輕人為了取悅對方或其親友，勤練兩三首也會有意想不到的效果。借著無國籍的音樂，似乎可以縮短人與人之間的距離，消滅誤解。像外交官或做國際貿易的，如會唱一兩首當地的歌曲，說不定事事更加順利。那位聰明的日本人（對不起忘了名字）發明卡拉OK的動機，是要減輕工作生活的壓力，獨樂樂不如眾樂樂。他怎會夢想到他的發明在各民族之間默默地發酵融合。

也許你不喜歡唱歌也不想聽別人唱，譬如你只熱心女權運動，那麼你應該注意流行歌曲歌詞的變化，或許你應該寫幾首「理想」的歌詞，讓人譜曲，讓歌星去唱，去傳播你的理想。如果你是研究海峽兩岸的政治學究，那麼你不去調查，中國大陸各城市卡拉OK最熱門的歌曲是不行的。如果你是台文的生力軍，應該去函唱片公司指正錯字。萬一你已太忙或無聊透頂，試試卡拉OK，說不定又重新拾回人生。

晨露慈暉

晚飯後，偶爾看妻忙得很累的樣子，我就自動加班，站在水槽邊，洗碗盤，沒想到妻按著飯匙說，孩子等一下回來還要用，叫我先洗其他的。我聽了有點半肚子火大，我是好心才來洗碗，孩子上小夜班回來，說不定在外邊已經吃飽了，還是通通洗吧，他回來想吃一點，再用洗淨的也沒關係。慈母的心往往受到嚴父的嫉妒，孩子卻不見得會領情。

我讀小學時，每日晚飯後，阿母最後一件工作是替我淨身，用熱面巾先替我洗臉、擦頭、擦身，將那雙污泥赤腳，先在臉盆外用肥皂沖洗過，再浸在溫熱的臉盆中。前後大概十分鐘，我卻經常不耐煩，還沒用擦腳布擦乾，也不會說一聲多謝，就拖著木屐走了，讓阿母去收拾。

大學畢業後，留在學校做研究，比較少回家，沒機會孝順，都是兄嫂代勞。有一年的母親節，我寫了大約一百字的小故事，投稿中央日報副刊，編輯略微潤色，標題是「晨露慈暉」，阿母雖然不識字，阿爹唸給她聽，許多親友，還有在公園運動的早覺會會員都看到了，一直到暑假我返鄉，她還津津樂道，人人都誇讚她的兒子很孝順，其實母愛才是偉大，故事如下：

我剛要上小學時，有一天四伯父來訪，看到乖巧的小臉留一道兩三寸的傷痕，母親說在鄉下被鄰居的孩子，用生鏽的鐵釘在我右臉劃了一下，當時也沒流多少血，用紅藥水擦了，結疤掉了就留下傷痕，好像睡在草蓆上，剛醒來臉上的凹痕，已經兩年了。

四伯父聽人說用晨露擦可能消除傷痕，母親如獲至寶，特別買一支新的曬衣長竹篙。通常收好衣服，竹篙也要收到屋簷下，明早再拿出來用。母親故意把新竹篙留在架上，每日早起替我洗臉後，就叫我站在竹篙下，用手指將竹篙下面凝結的一串露珠，收來塗在我臉上。大概不是天天有露珠，這樣斷斷續續一直到我小學六年級，也不知換了多少支竹篙，母親才嘆氣，放棄替我整容。長大後我的臉皮厚了，傷痕也漸漸消失了。

雖然九個兒女，就像阿母的十支指頭，每一個她都要照顧，都疼痛，我這老九仔卻讓她最操心，也分到最多的愛。想到這兒，我那唯一的孩子，受到妻的全神疼愛，我實在不必吃醋。心情輕鬆，不知不覺一大堆碗盤也洗好了。

考試

北醫醫科第五屆（一九七〇）畢業生，大部分留在美國，為了慶祝畢業二十五周年，特別邀請母校病理科黃德修教授，前來參加活動。接風的宴席由第一屆畢業生，UCLA病理科傅堯喜教授做東，也叫我去當陪賓。當時藥學系規定四年級選修病理學或畢業論文，所以病理我只去聽第一堂課。但是後來留校任教五年，跟黃教授也很熟，他還記得我們班幾位橄欖球 Rugby 選手，黃教授是教練兼領隊，時常跟同學們打成一片。

兩杯下肚，大家就海闊天空無所不談，從李登輝訪美、臺美建交促進會、阿拉斯加冰河，談到學生時代的上課及考試，彷彿又年輕了三十歲。

學業成績特優的傅學長，竟然軍訓補考，大概是對救國團活動不熱心吧！我補考的是第二學期有機化學。第一學期老師要教的我都老早自修一遍，所以是班上很幸運的幾位，不必在大除夕趕回學校補考的。但是第二學期一方面我自己課外活動參加太多，另方面老師還是極死板的抄寫黑板，不知所云，同學為了爭取有利座位來抄黑板，或替女生佔位，經常吵架，我就退到後邊，通常只能抄一半，或被老師單調的背書催眠了。教了兩年，這位有機大師就專攻乙醇，每飯必酒，助教也上癮，聽說懂得送白馬牌醇酒的，補考一定過。

另一位生理學大師方教授，上課時從西裝口袋掏出一疊卡片，一張一張唸，有一次被風吹了一地，同學有的幫著撿，有的就擔心卡片亂了，教授無法上課，方教授不愧是老牌教授，把卡片往口袋一收，說「沒卡片我也一樣講課」，結果那堂課早十五分鐘下課，後來方教授退休後，也當上中央研究院院士。

當時北醫也有幾位教學跟學問研究一樣好的教授，例如徐千田的荷爾蒙生化學，詹湧泉的微生物學，李鎮源的藥理學，黃伯超的營養學，柯源卿的生命統計學，黃陰樨的普通化學，許東榮的分析化學，葉昭渠的法醫學。還有藥學系方面那琦的生藥學，徐型堅的藥品分析等等。有學問又教得好的，一般不會利用考試來為難學生。同樣的課程，臺大的分數比較鬆，採偏高的鐘形曲線，而北醫經常全班一半補考，平均分數偏低。

輪到我教時，只有極少數要補考，有時也採用 Open Book，可以翻書找答案，不必作弊或帶小抄。中國的科舉制度以及目前的臺灣教育部及考試院，除了正面培育人才之外，也養成考試作弊的風氣，越有名的學校考試作弊越厲害，主要原因是教學生死記死背因循而無創造，考試題目就只看你背多少，而不是理解多少。

其實美國才是最會考試的國家，像考駕照、考托福、考公民、考各種執照。你第一次考不好，沒關係，下星期、下個月、或六個月後再考，題庫範圍差不多，而且通過的比率相當高。只要你知道了、你懂了，不必死背也可以考好。

像我的孩子在美國出生，今年大學畢業，歷經千考百考，很幸運的，他的記憶中沒有作弊的黑影，他可以很誠實坦白的面對這世界。反過來說，他也缺少在臺灣社會生存必備的磨練如危機意識、僥倖心理、冒險精神、及服從權威等。兩個月前他應試加州工程師執照，好像去郊遊那樣輕鬆，他搞不懂也不羨慕，臺灣的工程師執照可以高價出租。

同窗

同窗就是同學，從小學、中學、大學，到研究所，我有幾百位同窗，有保持聯絡的大概只有幾十位。兩個月前忽然接到來自加拿大的信，高中同學陳明雄要來加州參加學術會議，順便訪問老同窗，我自然喜出望外，替他安排週末兩天的行程。

在機場他先認出我，他依然健壯高大，比高中時代的光頭多一些毛髮，他曾是嘉中棒球校隊，在加拿大也參與少棒隊的訓練。為了趕上與台語老師們聚餐，我驅車直奔「南灣台語學校」，基本上與其他中文學校無異，只是多一項學習河洛台灣話的機會，台語班用的主要教材，就是陳明雄與楊雅雯在一九八三年，合編的羅馬字拼音的 Basic Taiwanese (Lai Oh Tai Gu)，加拿大政府補助出版的。

加拿大是雙語國家，除了英語法語之外，對任何少數民族語言也致力保存。加州也採雙語制，對居民的母語，給予相當尊重，像在「十全藥局」每天經常接觸到的語言不止十種，郵差及送包裹的學了幾句新語言更是喜歡亮相，令人刮目相看，皆大歡喜。限制語言正如濫殺野生動物，把叢林夷為平地一樣，非常可惜。英語之所以能通行世界，也是因為取眾語之長，生動活潑，包容萬語。

真歡喜目前研究台語文的人，至少精通兩三種語言，不僅復古，而且創新，發現新的字眼新的寫法，就希望獲得大家的欣賞評鑑。隔天，亦有七、八位熱心學習的同鄉，聚在台灣小吃店，發表宏論，每一位都是我的老師。有一位城太太，在台灣是英語老師，在加州教美國孩子學台語，是諷刺也是一種挑戰，我的台語也是到加州才有點進步。

星期日晚餐的同窗會更是轟轟烈烈，即使同在洛杉磯也是隔幾年才見一次面，何況高中畢業就各奔前程，三十五年才再見面。這一群來自台灣的大留學生，都成家立業，各有專長貢獻社會，有的已抱孫，身體還算健康，十位同窗老友互相探聽其他同學的近況，有的已作古，有的毫無消息，大家抄寫新地址，希望與在台同學加強連絡。在熱鬧的氣氛中，我們也放鬆地享受一晚美式 Reunion 的浪漫豪情，期待下一回的友情凝聚。

陳明雄博士是植病學家，帶他到花園賞花，他一眼就看出病態，指著葉片，這是蟲害，那是病毒，又是微菌體……。他的主要研究工具是電子顯微鏡及掃描顯微鏡，在夜深人靜時，我把握機會向他請教一些似懂非懂的問題。他送我一張得獎的胰島細胞製劑顆粒的照片，在阿伯塔醫學中心用來移植糖尿病患者，相當成功，不必吃藥也不必注射胰島素，是兩年前加州理工學院一位來自台灣的博士發明的。

雖然陳博士聲明此行不在觀光，我還是他帶去迷人的南加州海灘，挖了一小袋濕鹹的海沙，盼望他能利用掃描顯微鏡，在沙粒中找到罕見的微小生物，說不定會發現新種。

陳博士也宣揚加拿大洛磯山的大自然風光，聞名世界的露意莎湖就在附近，還有神秘的北極光等等，歡迎大家去避暑。他給我的一個建議是每天健行運動三十分鐘，持之以恆。

冰河

當台中大甲溪上游築水壩時，曾有生物學家指出，溪流中稀有的鱒應受保護，這種鱒是冰河時期遺留的魚類，數萬年前台灣的山脈被冰河覆蓋，是北半球最南端的冰河足跡，那時我第一次聽到「冰河」。

一九七六年有一日清晨，陪雙親到嘉義公園散步運動，聽一位長輩宣傳加拿大冰河風光，他希望鄉親組一團去遊歷。那時我雖然留美六年回台，但是加拿大冰河公園在那裡實不知影，幸好昂貴的旅費使雙親不再多問，但是冰河中的溫泉、人間仙境露意絲湖卻留在我腦海裡。

今年六月下旬，孩子大學剛畢業，一家三口由洛杉磯飛加卡利，租輛小車，開始一星期的旅行，先到恐龍谷參觀博物館，翌晨直奔班夫國家公園，在雄偉險峻的洛磯山脈暢遊，除了經常遇到山鹿、山羊外，我們還跟褐熊及大角羊打招呼。雖然每天都有陣雨或陰雨，該看的都看了，計共百座雪山，十條溪流，十串大小瀑布，十片冰湖藍湖。喝溪水看雪崩，划船遊大湖、纜車登高山，在遊客服務中心觀看地球的成長，還有二度踏上哥倫比亞冰河。

第一次上冰河是在車站買大雪車巴士票，跟一大堆遊客邊吃中餐邊等車，巴士雪車將大家載到冰河的當中，讓大家下來拍照，回程時才想起忘記帶瓶子裝水，於是我們開車到冰河腳下的停車場，孩子自告奮勇提著大汽水瓶往上直奔，等我踏上冰河想替他照相時，人影已消失在白茫茫的冰河中了。

冰河基本上是白雪堆積壓縮而成，降雪多，融化少，冰河面積就擴大，反之則退縮。一萬多年前地球各地的冰河逐年縮小，留下以前冰河推進時，割切山頭的痕跡。以加拿大冰河為例，每年約退縮數十公尺，自從成立國家公園後，每隔十年五年就立碑為界，可以預測再隔一百年，加拿大就沒有冰河可觀賞了。

且不談數千萬年前的大陸飄移，造山運動，就最近一百萬年來，地球已歷經四次冰河時期，最後一次，是十二萬年前發生的，那時候，萬物繁茂的地球忽然一年比一年熱，兩極的冰雪大量融化，海水大漲，數十年後，海平面漲了將近七公尺，然後又逐漸轉涼轉冷，到處冰天雪地，海水倒退，最低比現時低十公尺，也就是說將近四分之一的海水都變成冰山、冰河，佔領地球一大半陸地，一直到兩萬年前才開始慢慢融化，才有萬物之靈生存的空間。戲劇性的海水大起大落是發生在一百年之間，漫長的數十億年地球歷史中，一百年就像閃電那樣短暫。

冰河當中每隔數公尺就有許多空隙，在午後陽光下到處冰水匯集、奔流，有的空隙數公尺或十數公尺深，雪白中反映神秘的藍光。冰水有時掉落鄰近山壁吹來的土砂，有時溶化石灰鈣質或長各種藻苔，因此要收集一小瓶淨水，在冰河腳邊是不可能。孩子一定是跑到一公里外接近山頂的地方，不然怎麼兩小時了還不見回來，眼看遊客都走了，大雪車都回站了，我倆心裡實在擔心，正驅車回車站求救時，看到孩子從車站那邊跑來了。

原來他一路跑到最上面，回程時遇到一團台灣來的遊客，他就跟他們打招呼，一起搭大雪車巴士回站了，留我倆在冰河腳用望遠鏡四處張望，吹冰風。聽孩子歡歡喜喜的描述他的冰河歷險，以及跟台灣旅遊團同車回來的趣味，我倆化憂為喜，趁他開車時，偷喝一杯來自天上的萬年冰河水。

去年有四百萬遊客到加拿大的冰河公園，其中來自台灣的至少有一、兩萬人，雪山冰河聞鄉音，實在沒料到才時隔二十年，台灣人的足跡已踏遍世界各地。希望有一日，台灣的國家公園也能吸引百萬來自世界各地的遊客。

加拿大野牛公園

遊罷冰河公園，應同窗好友陳明雄博士之邀請，到阿伯塔省首府愛德蒙頓小遊兩日，除了享受豐盛的人情招待之外，我特別指定參觀野牛公園。

愛城地區盛產天然氣，木材及油菜子、小麥等農產，有世界最大的購物中心。一百多年前，人跡稀罕，野牛與麋鹿在白楊松柏林下，自由自在。離愛城東邊一小時車程，保留一小塊原始的麋鹿島 Elk Island 國家公園。

陳博士夫婦一大早就連午餐壽司都準備好，一行五人乘坐小旅行車，抵達公園入口時，服務人員還沒上班，在林間小路尋找野牛時，陳博士眼尖，指指點點，在白楊林中看到許多野生蠔菇，附著在枯乾的樹幹，他是愛城菇類協會的會員，經常帶隊到野外採松茸、香菇、蠔菇等，在國家公園是不可採的。

過了半小時之後，我也漸漸知道在林下，黑黑的一團就是野牛，在白色樹幹稀疏長一排的是蠔菇，在池中一堆雜木樹枝就是水獺的家，在路旁草地上凹下去的土坑，就是野牛日光浴三溫暖的位置。我們停在湖邊，下車開始漫步森林小徑。

奇怪，怎麼會有羅馬教宗的照片，原來幾年前他訪問加拿大時，曾來這湖邊沈思。我是沒理由來這裡沈思，與大自然接近，是最快樂的時刻，水鳥、水草、灌木、雜草、野花，眼睛忙得很，稍不小心會踏上麋鹿或野牛的糞便。許多白楊倒在地上，原來是水獺的傑作，水獺的門牙可比電鋸，啃咬直徑一尺的白楊，可能半小時就斷倒了，破壞力實在太強了，但是大自然也賜給白楊出奇的生命力。

我們參觀烏克蘭移民紀念茅屋，瞭解一百多年前，移民開墾是何等困苦。年輕的管理員說，單是要開闢一片空地來種植，不是一兩年可順利完成，原來白楊木之所以會呈一片林相，除了種子隨風飄散外，它的根可以伸展數十公尺，靠近地表而長出新株（類似南加州的中國榆樹）。記得在冰河公園金字塔湖畔，孩子看到白楊種子像蒲公英飄揚，很好奇很珍惜的捕捉幾個留存。

在我們午餐的野牛公園停車場附近，成堆的白楊絮蓋滿草地，道道地地的「六月雪」，可惜絮絲短了一點，不能紡織成布料，但是做枕頭、布娃娃，白楊絮應該是很方便的天然材料。

愛城禁植雌株白楊，視白楊為庭院的病毒，這種痛苦可以諒解。然而組織萬人志願隊，要拔除加拿大境內的外國野花野草，我就覺得事倍功半，庸人自擾了。一方面加拿大希望吸引更多遊客的錢包，另方面卻不容（可能是隨旅客進來的）國外的花草在加拿大生根，有幾位行家知道本地種是那些？

在一年有六、七個月冰雪的阿伯塔省，除了野薔薇較常見外，其他野花幾乎不見影，讓歐洲或別地區的野花來彩色荒原，壞處那麼多嗎？陳家前後院精心栽培的花草，我看都是外來種，都很漂亮，外來種也可歸化成野生。

在離開公園的路上，兩次跟龐然大物的野牛迎頭照面，大頭披長毛，幾乎看不見它的眼睛，它只顧吃路邊的嫩草，不大理會我們停車拍照，它這輩子大概沒聽過來福槍聲吧。聽說印地安人保留可以獵殺野牛的權利，但是印地安人在那裡？

蠻荒探險

八月初小台北地區有一項「閱讀台灣」的書展，對愛買書的我是個好機會。一萬呎的展示空間，漫畫、演唱集及接近迷信的星相、氣功等等佔一半以上，好書不多。遇到幾位相識的，其中有位畫家朋友，問我有關保健的問題，我就帶他在「健康天地」叢書中，找到拙作『醫藥與生活』，他看了一下想買，我就不客氣的簽上名，過過小作家的癮。我自己買了十多本，其中六本是大樹出版社徐仁修著的蠻荒探險文學，我請內人先幫我帶回家，我在書城多逛一下。

回到家，內人早已埋首快讀，臨睡前，她猶抱著尼加拉瓜的『月落蠻荒』想看完再睡，並講了一兩段給我聽，來證實作者徐仁修的大膽冒險，我應了一句：「是真的嗎？他不見得比我勇敢，二十幾年來我陪一隻母獅睡，手無寸鐵……。」當然挨了兩下腳踢，活該。翌日早起，我隨手拿一本北婆羅洲的『赤道無風』，真的引人入勝，加上作者親自拍的照片，就像深入熱帶雨林，隨作者的超人膽識，處處化險為夷。

在密西西比大學深造時，我曾以栽植大麻、罌粟為職，對金三角的鴉片、海洛因的出口久有所聞。現在讀了『罌粟邊城』，作者徐仁修於一九八三年潛入泰北、緬甸，察訪鴉片的種種，解開我心中的不少疑問。作者不僅有語言的天才，而且蓄意吸食鴉片，以便潛行秘密煙館，追蹤嗎啡的提煉加工、海洛因的運送管道。

作者曾於農業研究單位工作數年，將近三十歲時參加尼加拉瓜農業技術團，因而豐富了人生，也扭轉整個人生的方向與興趣。

作者不但有淵博動物植物學識，而且對待野外生物有萬物與共的情懷，非不得已，不殺生。他練過柔道拳術，不僅有助防身，有時也用來制服惡徒，贏得友誼，使他所到之處受到英雄式的歡迎。

他使我聯想到和台灣結下不解之緣，一生充滿冒險和傳奇的英國水手兼冒險家必麒麟 W.A. Pickering。

從一八六四年到一八七〇年，必麒麟在台灣所旅行的範圍之廣，認識的人之多，無人出其右。他也是三十歲左右，擔任打狗海關官員，安平海關負責人，他通曉北京話及台灣方言，瞭解漢人的習俗，他喜愛純樸的平埔族人，拜訪高山地區英勇的原住民，與海盜、強盜都交過手。這些精彩的歷險記，是必麒麟返國退休後寫的『PIONEERING IN FORMOSA』，由留學英國的學者陳逸君翻譯的『發現老台灣』這本書，圖文並茂，是每一位台灣人要認識自己的祖先鄉土必讀的。

顯著不同的是兩位作者寫作出書的動機及人生觀。英國的必麒麟，深受達爾文進化論弱肉強食的影響，在英國帝國主義極盛時期，倡議英國海軍佔領物產豐富的福爾摩沙，使台灣成為英國殖民地。不知是否人微言輕，還是英國已有太多的屬地，必麒麟在甲午戰爭之前向英國的警告與預言，皆不受重視。果然，台灣淪入日本人手裡。必麒麟鬥爭的對象是漢人及列強。

徐仁修受過農業科學的洗禮，深知大自然的一物剋一物，萬物同榮的道理，強者往往不得善終，絕子絕孫，正如恐龍那樣，或如獨裁者的下場。徐仁修除了以專業知識服務當地農場外，與當地居民打成一片，毫無尊卑之分，反而從越原始的住民越能體會到高貴誠樸的人生觀。

為了逃避殘酷的中華帝國，數千年來、數百年來，華人不斷往南遷移，遠渡重洋，不僅定居中南半島、南洋群島，甚至中美洲極荒涼偏僻的小村，徐先生在探險之餘也不吝篇幅，讓讀者知道海外華人的血淚史，惡政猛於虎，此為證。

一位出生廣東中山縣的關心聖，幼時上私塾，當過藥童，後來習商，廣東陷共時，與家人分散，獨自逃至香港，輾轉巴拿馬，應聘尼加拉瓜朋友的中餐館經理，三年後得肺癆，醫生囑咐下鄉休養。幾個月後，病有起色，漸漸以針灸及藥草替村民治病，居然妙手回春，贏得村民的尊敬，大家稱他關祖父。修橋築路、改善民風，遠近尊他為聖者，是徐仁修心目中東方的史懷哲。

住在加州的人簡直身處西方極樂世界，除了自尋的煩惱，不知足的營求外，無風無浪，有何蠻荒可探險？有何原始居民可親近？對了，我所知道偉大的探險家大半還沒結婚成家，極少帶太太一起冒險犯難的。婚姻的生活，在廚房、在臥房，隨時都有暴風雨、大地震的可能，有時驚險萬分，又何必迢迢千里去尋猛獸險地？

硫黃

在黃石國家公園逛了老半天，有位遊客問導遊，為什麼叫黃石，怎麼沒看到黃石。下午帶我們觀賞黃石河谷的大瀑布時，才在山壁看到一點黃。其實前兩天離開巧奪天工的布萊斯公園，往鹽湖城的途中，在一條河谷上就看一大片黃石山，令人想起台灣北投的硫黃溫泉。

硫黃是火山的副產品，有硫黃的地方大都有溫泉，有地熱。在黃石公園數以千計的地熱噴泉，多少都有硫黃或硫化氫的臭味，與石灰岩（碳酸鈣）作用後，變成石膏（硫酸鈣），像泥漿那樣的噴泉冷卻後都凝結成不易被雨水沖洗的石膏。除了黃金與白金之外，所有的金屬都易與硫結合，而成各種礦物。在地球上，硫排在第九位量多的元素，在礦物中的排位則僅次於氧及矽，常與粘土、褐鐵礦、黃鐵礦、方解石、石膏、岩鹽等共存。

中藥材含澱粉多的如淮山藥、乾薑、桑白皮、薏米、白參等經常用硫黃薰。除了漂白外，也可防蟲蛀。硫酸鎂在藥局叫瀉鹽，Epsom Salt, Milk of Magnesia，除了當瀉下劑外，歐美人的民間療法是用來沐浴或浸手腳，治筋骨酸痛。以前硫黃粉用來防蛇防蟲或消毒，硫黃軟膏可以治皮膚病如疥癬等。

聽說硫黃溫泉可治病，所以很多人花錢去住溫泉旅館。現在醫療發達，享受溫泉浴大概成為一種休閒活動吧。記得小學畢業旅行，老師帶我們到台北地區玩一星期，在北投的旅館有硫黃溫泉的室內游泳池，那時我不大會游泳，潛水時不小心喝了一大口溫泉水，實在不是味道，說不定把肚子裡的蛔蟲嚇了一跳。

同團遊客臥虎藏龍，有位賓州來的范博士，對花草的栽植很有心得，他也有豐富的燈光照明工業的經驗。我記得幾個月前，從雜誌上看到硫燈管，Sulfur Lamp的報導，就向他請教。大概他已退休，所以對新發明的玩意兒不熟。昨天我特地到藥局鄰近的圖書館查電腦資料，印了幾頁，想傳真給范博士參考。在此向讀者介紹一下，二十一世紀的燈光。

一九九〇年馬利蘭州有一家Fusion Systems公司，利用微波產生強烈的紫外線，用於鋁罐的彩印。他們試用硫黃時，硫分子只發出微量的紫外光，但發射出大量的可見光。於是該公司申請專利，並成立單獨的 Fusion Lighting 公司。最初設計的產品是高爾夫球大小的燈泡，內裝約火柴頭同量的硫粉及氬氣，在微波激發器的作用下，可產生四十五萬燭光的亮度，約相當於二五〇個一百瓦的電燈泡。

在微波激發下，硫分子會興奮的振動、轉動。而以可見光的頻率釋出激能。硫燈比目前的螢光日光燈還接近日光的白光，而且更省電。最省電的日光燈，大約用四分之一電燈泡的電，而硫燈只用六分之一電燈泡的電，也就是說每瓦可產生一百燭光！電燈泡每瓦電只產生十七燭光。除非被打破，硫燈可點亮數十年不會壞。

美國每年用於照明的電費約三百八十億美元，其中三分之一用於強烈照明的街燈、商業燈及球場燈。Fusion Lighting 新出品的九百瓦硫燈可派上用場。現時美國能源部極力協助硫燈的開發，以期節約能源。

世界各大電器公司也紛紛參觀位於華府的國立太空博物館，該館半年多前以三支很長的硫燈管，取代九十四隻水銀燈的照明。相信十年後，硫燈或同樣原理的燈，會替這世界帶來更光明的前途。

鹿

遊黃石公園時，遇有野牛、大角鹿，群車停靠路旁，遊客紛紛下車取景留影。可能是我的座位很幸運的被排在遊覽巴士的最前面，得以先睹為快，也可能是去年驅車遨遊加拿大冰河公園及野牛公園，看到太多的鹿、羊、野牛及熊等草食動物，所以有時無動於衷，下車後只拍照水波林風，或想起三十年前一場血淋淋的鏡頭。

擔任北醫生藥學科講師時，初夏一個週末，在那琦教授領導下，偕同李正武、蔡理里兩位助教，前往宜蘭礁溪隔夜，第二天大清早，抵達養鹿農家時，正焚香祭天，準備割取鹿茸，李助教備有八厘米攝影機，我也帶來相機，一隻水鹿頭頂著一對漂亮的鹿茸，被牽引到鹿寮中間用木材釘好的執行台，四隻腳及頭頸用粗繩頭罩綁緊，在燈光下，圍繞十幾人，有兩三位婦人還端著碗。唸了一道咒文後，師傅手拿利鋸，站在板凳上，慢慢的把鹿茸離頭部兩寸處鋸斷，一邊大約有十四兩重，流了一碗血後，在傷口塗一層金毛狗脊以止血。一位婦人在血碗調了酒，當場就喝光，聽說可以補血治病。這一對鹿茸早有藥行顧客訂了，賣價相當高。

那隻水鹿大概就是從美國進口的大角鹿吧。台灣本島原產梅花鹿，體格較小，鹿角小，數千年來是平埔族及高山族主要肉類皮衣來源。荷蘭人據台時，每年向歐洲出口十萬張鹿皮，因勞工的需求，向福建的漳州泉州大量召募工人，是漢人移居台灣之始。就我熟悉的地名在嘉義諸羅城附近就有鹿草、鹿寮、鹿滿、羌母寮等，遠一點的鹿港、鹿谷，更可描述福爾摩沙是鹿島的盛況。可是，一九六〇年之後，台灣野生的梅花鹿絕跡了，只剩下圓山動物園養殖的一家族，前幾年在墾丁國家公園試放幾十隻，譽為佳話。有人提議在陽明山公園放生梅花鹿，卻被環保學者反對，認為要慎重計劃，原因何在？因為缺乏肉食野獸，鹿種繁殖過剩，會形成新的災害。

一九八八年連燒三個多月的黃石公園大火，至今遺留殘木空林、新的樹苗剛成長，一大半被二萬隻的野鹿吃掉了。大火之後，鹿隻一度降為一萬隻（主因糧食短缺），從九二年到九六年整整增一萬隻。遊覽美國第一的國家公園，鳥不語、花不香、枯樹遍野、蝗蟲滿地飛，加上熱泉處處冒煙，真的有如進入地獄谷的感覺。

夜宿大鐵頓公園的村莊木屋，清晨遠聞野狼呼叫長嘯，聽說從加拿大進口數百隻，目的是要狼群來收拾殘弱的鹿隻，以期取代一九六八年頒佈的禁止狩鹿的規定，讓大自然回歸萬物相剋共榮的平衡。都是人惹的禍，農家獵殺了狼、豹、熊、蛇，繁殖了草食動物，殃及林木。有時環保先知見樹不見林，沒想到保護了鹿隻，卻讓其他動物無所生存，連善築水壩的水獺都急速減少。野鹿的數目如不能控制在五千隻左右，黃石公園盛名的景觀遲早變色。還是讓華人繼續吃鹿茸和鹿鞭吧。

鹿茸含激素、磷酸鈣、碳酸鈣，及膠質等。中醫用來治男女虛損。鹿茸不易乾燥加工，極易腐蝕生蟲。鹿鞭以帶睪丸者為佳，補腎壯陽。鹿蝨 Deer Tick 易傳染各種疾病，如 Lyme 萊姆症。在人類文明進化的最近一萬年，可說是一部鹿鼎記，逐鹿中原的殘殺史實猶新，如何在地球上保留多處可讓各種動物、植物並存的空間，將是重要課題。

颱風

一位學長的女兒，今年大學畢業，暑假特地訪問台灣，認識「祖國」，剛好碰到三十年最大的颱風，身臨其境，談起來神采飛揚，我就跟她蓋仙，「台灣的風叫颱風」，她不懂漢字，我寫給她看，她兩眼瞪得像龍眼子。

印象中一九四五年到一九六五年之間颱風年年有，或大或小，每年經常四、五次，照例帶來大量的雨水。我出生於嘉義市東門噴水邊的大厝，地基離前庭路面一尺多高，厝前的壕溝淹水時，庭院還很安全，厝內當然不會進水，可惜被美軍 B-29 的燒夷彈燒平了。終戰後，從鄉下遷回市內，暫租親戚的房子，雨大一點，水溝就滿，要搬東西已來不及，房裡都是污水，一年淹五、六次。因此，買地起新厝時，母親特別要求不會淹水的地點。

南太平洋靠近赤道的地方，每年會產生許多低氣壓中心，其中大約有二十個會形成颱風眼，往台灣島的方向移動，以反時鐘方向捲集雲氣，逐漸形成颱風圈，有時偏西南撲向呂宋島、海南島或香港，有時偏往東北掃去琉球、韓國或日本。十之八九不離台灣，所以通稱颱風（Typhoon）。如果颱風登陸造成災害，就叫風颱，是風災、水災的結合。

如果沒颱風地震，就沒現時的台灣島。換句話講，台灣的丘陵、平原、海灘大半是因颱風及地震而形成的。每年颱風帶來大量雨水，將地震後鬆動的山脈、土石沖向大海。過去三十年台灣沒什麼颱風，造成西部海岸的侵蝕地陷（水壩築太多也有影響），和威脅生存的乾旱。如果一百年無颱風吹來，台灣可能像墨西哥巴哈太平洋沿岸那樣，荒山漠野，草木不長，如何會是美麗島？

小學的地理課是我比較喜愛的，簡單死板的教科書不夠味口，常找些課外的資料。有一次讀到氣候雨量，阿里山的降雨量竟然排在世界前幾名。今年的賀伯颱風據報導，在阿里山足足落了二千公厘（二公尺），如果是在二十四小時之內下的雨量，那可能是新的世界紀錄。嘉南平原的形成，就靠如此兇猛的雨水。

台灣的執政黨五十年來一向輕視台灣的水文地理，以為是寶島，不管如何糟蹋都吃不完。黨主席不識天理，質問水災是誰的錯，屬下無人願意認錯負責任，無疑是台獨份子作祟，難道是天公伯的錯？

大颱風風速每秒六十公尺以上，暴風半徑數百公里，來臨之前毫無預兆。以前氣象局設備簡陋，常常比老農觀測夕陽雲彩來的不準。聽說颱風會來，小朋友都興奮以待，一則學校可能停課，二則可以戲水。有時幫兄長收拾柴火，加強籬笆，有時和小朋友站在空地，迎風展開雙臂，讓大風吹透全身，彷彿在天空飛翔那般舒暢。夜裡，強風呼嘯，吹走屋瓦或鐵皮，吹倒任何不固定的東西。父親檢視門窗屋頂，看那裡入水，馬上設法防治。

翌晨如果風雨交加，只好望窗興嘆，用手指在濕霧的玻璃窗寫字或隨便畫，等雨稍減，穿上雨鞋雨衣，巡視災情，只差沒有拍馬屁的跟班及電視記者。如果知道是鄰居的東西就送去還，斷裂的樹枝，集中一堆，看看家畜有否平安，把吹倒的花草扶直，然後跟同學涉水到學校，看那一排高大的椰子樹有沒有折腰，操場照例成小湖，教室及走廊可能漏水，等校長先生宣佈停課，我們更高興，做紙船，在水溝邊玩。

大孩子有的去八掌溪畔撿山頂沖下來的木頭，如果聽說彌陀寺的吊橋被沖斷，就找機會跟去看嚴重的程度。阿里山的鐵路常常要好幾天的搶修才能通車。

颱風帶來清潔的空氣，充沛的雨水，以及敬天感恩的人心。

科學的趣味

一九九七年元月份的『發現』雜誌封面是 1996 The top 100 science stories，本來以為是介紹大孩子喜歡讀的科幻小說，後來細讀之下，才發現是編者從去年的科學世界中，選出一百項著名的、有影響力，或趣味的科學事蹟，以下略舉數項供讀者參考。

愛滋病ＨＩＶ病毒，十幾年來束手無策，舉世惶恐，竟然在紐約市兩個醫學研究中心，用三種藥ＡＺＴ、３ＴＣ，再加上一種蛋白酵素抑制劑，給愛滋病患者同時內服，而將病毒抑制，甚至治療成功，真幸運。研究者之一何大一（Davie Ho）醫師，是來自台灣的小留學生，突然成為封面人物。

世界各地的人類考古學家都盡量在家鄉挖祖先的骨頭，試圖證明先人幾萬年前即頂天立地，多采多藝。例如有一篇報告澳洲西北角有史前人遺跡，大約六萬年，甚至十萬年前。而九十年前在英國發現的人猿頭骨，經化學分析證實有人惡作劇，將現代的猩猩及人頭骨用酸液浸蝕，再用礦土塗染，然後埋入地下。經過兩位大英博物館研究員十幾年鍥而不捨的追蹤，終於查出始作俑者，是當時一位沒被館長聘用的義工。

大牌教授也會塗改實驗數據，做假報告？一百年來在美國層出不窮，甚至著名大學也不乏急功好利者。一九八六年在MIT，有位年輕的免疫學家，發覺她的老板發表的論文，數據與她實際操作的不一樣，後來搞到聯邦調查局、國會聽證，數百位學者分兩派，公說公有理，婆說婆有理，直到一九九六年才不了了之，暫告一段落，其間還涉及一位諾貝爾獎得主。

大部分的天文、物理、數學、化學、地質、分子生物、遺傳基因等研究論文別說大多數人看不懂，平常也沒機會去接觸，只有依靠通俗科學家、作家及記者，深入淺出，用通俗的語言圖片來讓我們領略吸收。近兩年我花了不少業餘的時間，將我以前研究的本行，生藥學 Pharmacognosy，用輕鬆通俗的詞句，來介紹近百種的藥草。有部分讀者表示還是看不懂，因為每一篇都有一些醫學或化學的專有名詞，但是讀過一遍，至少知道一些內容，不容易被騙。

『發現』Discover The World of Science 這類的科學雜誌，對像我這樣忙於工作，又喜愛新知的人是日常生活不可缺少的。有些科學新知可以馬上應用，有些則豐富思考，增加想像力。例如在百項科學事蹟中，就報導一九九六年九月一項專利，簡單方法可以在各種物件表面鍍一層很薄的鑽石。你有項鍊耳環要鍍鑽石嗎？Coating with diamonds? 很稀奇吧，可能再過十年就像鍍金那麼普遍了。常聽人說心臟肥大衰竭，兩年多前巴西一位鄉下的心臟外科醫師 Randas Batista，開始將擴大鬆弛的心室割掉一半，再縫起來，大部分病人起死回生，不必再等換心臟了。上個月台北榮總心臟外科醫師也如法泡製，妙手回春。

去年讀了一本分子生物學開山祖師之一 Max Delbruck 的傳記『Thinking about science』。思索科學的愉悅是德布魯克教授生活的樂趣之一。雖然他畢生學習及從事科學，由天文物理轉到分子生物，他也知道科學並非萬能，他同意出版傳記，是希望社會可以多了解一點科學家在忙什麼，讓科學在社會中生根立足。

我很幸運受過科學的薰陶，也享受過十幾年的實驗室研究工作，目前開業藥局也有一些接觸或是欣賞科學的機會，實在充滿趣味及感謝。如果你的孩子或孫子對科學有興趣或立志成為科學家，請鼓勵或祝福他們吧。

一九九七年科技發明獎

——『發現』雜誌主辦

發明家有的一夕致富，有的卻貧困一生，像一八九七年發明 Jell-O 的 Pearl Wait（紐約州 Le Roy 市人，生產咳嗽糖漿），他將專利權以四百五十元賣給鄰居，九年後，Jell-O 的年銷售量已達百萬美元。現時 Jell-O 生產二十個月的紙盒包裝，就可繞排地球一周。另外，一九三三年發明ＦＭ廣播的 Edwin Armstrong，起初電台公司不理他，後來發現ＦＭ收聽效果遠比ＡＭ為佳，就偷偷使用，不付專利權，Armstrong 提出訴訟，五年後，傾家蕩產，因而自殺（雖然後來家屬確實收到一千萬美元的專利費）。

『發現』雜誌 Discover 從一九九〇年開始，每年聘請專家，審選年度各項科技發明獎，以示鼓勵。以下簡單介紹各項得獎作品，讓讀者大開眼界。

新科技獎：

1、ＩＢＭ的分子算盤，發明人J. Glmzewski，新計算法。

2、紐約大學的ＤＮＡ球，發明人N. Seeman，將ＤＮＡ做成各種會跳動的形狀，有可能發展成迷你機器人。

自動交通獎：

本田汽車公司的天然氣引擎車，發明人Sakuji Arai，改進的引擎，完全沒有廢氣排出。

佳作：

1、通用汽車公司的ＥＶ１電動車，發明人K.R. Baker。

2、勞倫斯國家實驗室的全天候機器人，可在地球任何表面移動，發明人W.H. Watenburg及M.L. Perez。

3、橡嶺國家實驗室的全方向滾動平台，可充分利用停車場、停機坪每一吋空間。發明人S. Killough。

4、XXsys科技公司（在聖地牙哥，創辦人之一是Gloria Ma）的自動包綑機，可快速用碳纖強固橋墩，發明人 L. Cercone。

飛航太空獎：

太空總署的光纖張力感應器，可自動測出太空艙較脆弱的部位，而及時修補，發明人 M. Froggatt。

佳作：

1、太空總署的太空望遠鏡集光器，發明人 B. Woodgate。

2、賓州州立大學的微波推進器，發明人 M. Micci。

電腦硬體及電子獎：

太平洋西北國家實驗室的手提超音波診斷器，可以接上電腦，讓遠地的醫師亦可診斷，發明人 R. Littlefield。

電腦軟體獎：

奧克拉荷馬大學的地區暴風雨預警系統，可在六小時前通知暴風雨的來臨，發明人 K. Droegemeier。

環保科技獎：

聯合陽光系統公司的太陽能活動屋瓦，發明人 S. Guha。

佳作：

1、Rutgers 大學的利用植物（向日葵）來清除重金屬污染的土地，發明人 I. Raskin。

2、南加州電力公司的太陽能發電廠，發明人 T. Brumleve。

3、美國空軍實驗室的塑膠蓄電池，發明人 D. Dylis。

4、耶魯大學化學系的利用大黃來消除壓縮冷媒ＣＦＣ，大黃枝葉含多量草酸鈉，可以分解ＣＦＣ，以免破壞臭氧層，發明人 R. Crabtree 及 J. Burdeniue。

光學科技獎：

在北加州的 Sandia 國家實驗室設計的伽傌射線感應器，發明人 R. James。

佳作有：新型超薄螢光幕；新型相機及底片；立體顯影；立體投影。

聲學科技獎：

美國科技公司的幻音系統，發明人 E. Norris。

佳作：

1、BBN系統與科技公司的消音晶體，可消除馬達、引擎、車輪等引起的噪音，發明人J. Barger。

2、麻省理工學院的有聲電腦網路，發明人M. Casey。

3、芝加哥大學及微軟公司的真人聲電腦，發明人J. Goldsmith。

哥倫布學術基金會科技獎：

由美國總統指派人選的基金會，每年提供十萬美元給『發現』雜誌提名的研究發明者，今年得獎人是Jonathan Woodward，他發現可以從纖維變成葡萄糖，然後再從葡萄糖分離出氫氣，做為未來的能源。

再生學習中心

經由好友龔森田醫師及鄭榮松教授的引介，今年我成為「以文會友、傳道授業、宏揚學術、關心台灣」的北美洲台灣人教授協會南加州分會的會員，新會員照例要上台，專題報告，心裡有點緊張，時間是五月三日，地點是加州波莫納大學，再生學習中心。

上午的節目是「浸濕灌溉的設計與發明」（洪有才教授）及「污染的預防」（鄭龍光教授），接著吳和甫會長（參與再生學習中心的建築設計及研究）請住在該中心的一位英語系研究生，帶領大家參觀 The Center for Regenerative Studies.

所有建築皆向南採光，高屋頂，以求冬溫夏涼。除學生宿舍外，尚有教室、研究室、廚房、餐廳。三年來已栽植許多果樹如桃、李、木瓜、葡萄、百香果、檸檬、pineapple guava、枇杷等，在屋與道路之間，沒有草坪，台階旁邊、路邊種了不少花草，仔細一看，大都是廚房用得著的香料、蔬菜及藥草；除了賞心悅目外，還兼日常實用，我想講的題目「趣味的藥草」盡在其中，是設計極佳的天然藥草園，該校一定有懂藥草的教授，如果能編印數頁的藥草目錄講義，讓學生實地栽培、採收、利用，是很好的學習課程。

十六英畝地只開發一半，目前住二十一位學生，為期兩年，分擔農業工作如養雞鴨、養魚（每年秋末魚獲量不少，去年外賣一千磅）種菜、堆肥、種五穀、豆類、清潔回收及廚房工作等輪流經驗。

學校提供十個有關自給自足，廢物再生，利用大自然，組織再生活動及技能學習等等，最終目標是要住滿九十位學生，可以觀察緊密生活（似人民公社）的人際關係，如何利用有限的土地資源，提高自給自足率。

參觀再生學習中心，讓人回憶舊時的農村生活，學生頭戴竹笠，荷鋤推車（替扁擔畚箕），在菜園除草澆水，不用水管也不用耕耘機，有限的電力，來自太陽能，用魚池的水灌溉，自做果醬、罐頭、醬菜等，對世居大城市的孩子，原始的農村生活是一大挑戰。

美中不足的是當地市政府不允許「再生學習中心」設污水處理，人體的排泄不能再循環利用，學生宿舍還是有電話、電視、電腦等現代設備，離校園及外面購物中心只有兩、三分鐘的車程。教育的目的是達到了，至少比亞利桑納的生物圈 Biosphere（倫比亞大學主持的）來得合理、有人性，也較實際。

簡單的午餐過後，由王中村博士漫談人造衛星的發射及楊東龍博士的人造骨介紹，我利用十五分鐘的茶點休息，趕快下去採集一些藥草樣本，包括蘆薈、薄荷、迷迭香 rosemary、小茴香、大黃、紫錐菊 echinacea、毛地黃 digitalis、薑、木瓜等，開始就地說法，讓二十幾位博士專家聽得人翻馬仰，台下的助講更是精彩連篇。

像藥草這種既熟悉又陌生的流行題材，是很受歡迎的，妙處是聽了一次會忘記，所以下一次賣同樣的膏藥也是不厭其煩吧！

再生學習中心看起來就像台灣郊區的度假中心，如能供應（不施殺蟲劑的）蔬菜、水果及餐飲，周末必能吸引大批的觀光客，一則替學習中心彌補收入，二則也將「再生」的觀念普及民眾。

健忘

晚餐時，我的牽手大概看我食慾不振，除了努力替我加菜添飯之外，又打開電視，給我多一道菜。她選的影片是『保鏢』，我看一下片頭，心裡有數，十之八九我們看過了，女主角是金嗓子溫妮・休斯頓，錯不了，為了不掃興，我陪看一段，廣告開始我就離席去看雜誌了。

她看得興高采烈，遇到緊張驚險之處，就大叫，要我趕快來看，看到女主角在玩弄武士刀，刀尖觸及保鏢胸口時，我說不必緊張，等一下他倆就接吻，抱在一起上床。兩小時之後，妻才對我說，好像是看過了，但是不記得結局。

妻一向是精明的人，對財務、對園藝有時比專家還熟悉，譬如她記得，那一粒仙人球是幾年前、在那一家、多少錢買的，前年開過什麼樣的花，今年可能幾月會再開。但是對人際關係，或是影片中的人物，她只大略分男女及好人壞人，所以同一影片，像007、Columbo、成龍的電影，她真的可以百看不厭，歷久彌新。

健忘的人比較可愛，就像小孩子那樣，常掉東西，又常找到東西。每一個人的腦細胞各有偏重或專長的記憶，有的對數目字、樂譜一目了解，有的可以叫出會場中三百人每人的名字，有的對歷史典故或地理數據特徵如數家珍。一般人常常在找鑰匙、眼鏡、皮包、皮夾子、電話號碼等等，好像很重要的東西。

前天去探望我的英文老師，他賣掉房子，搬進舒適的公寓，房東是和他同教會數十年的朋友。

這位房東是標準的守財奴，每次兩人去餐館，帳單來時，守財奴經常視而不見，老師只好付了帳，有時難免後悔不甘，因為照道理應該有來有往，輪流做東才對。

問題是，老師常忘記上次是誰付的帳。

讀中小學時，台灣的書局充滿忠義復仇的小說故事，上一代甚至上兩三代的恩怨，落在逃難出生的嬰兒身上，他的出生是為了報仇。歐洲的小王國宮廷婚變，日本的幕府武士浪人，中國的反清復明，少林、武當結怨，抗日流亡的悲歌，以及每部武俠小說的高潮或結局都是完成復仇的使命。

高中一年級開始軍事訓練，十五、六歲就真槍實彈的操練，真有一股天將降大任於我，反攻大陸的使命在我肩上的豪氣，真的非報仇不可嗎？

來到美國才知道，那些編寫漢賊不兩立，打倒共匪的馬屁官，老早先把兒子送來美國，享受民有、民治、民享的自由生活了。同時也明白，為什麼有那麼多早期留學生，參加台灣獨立運動。

值得欣慰的是，二二八事件五十週年紀念活動，可以公開在台灣舉辦，減輕不少留學生的原罪，有人說可以原諒，但是不能忘記。

生活在台灣、中國或日本，日子緊張又嚴肅，居安又得思危，有時還要思無時，一個人的健忘是缺點是病態。也因此，整個社會沒有半點幽默感，更別說樂天知命了。你想想看，一個常忘記，常丟掉東西的人，會去偷、會去搶嗎？健忘的人也不容易板起面孔、打官腔、收紅包吧。

我不知道台灣的中小學生是否還要背書、默寫，以前背唸不出來是要打手心的。實在想不通，背書那麼重要嗎？那不是鼓勵考試時寫小抄作弊嗎？可能是以前知識有限，要緊的書就那十來本，有本事的就一字不差全部背誦。我從來就沒拿過第一名，大概從小就有點健忘症吧。

「明知失戀真艱苦，偏偏要走失戀路。」正常的人是健忘的，不健忘的話，那多痛苦。一朝被蛇咬，三年怕井繩，這種日子真是難挨。你在失戀之餘，自然會有天涯何處無芳草的念頭。真的被蛇咬，可能財路仕途開竅，喝一碗清甜的蛇湯就不怕井繩了。

我想要說的是，人的一生大多很平凡，成長的過程幾乎差不多，開始工作，就是機械式的上下班，顧三頓飯。如果不是健忘的話，工作久了就沒意思，連飯菜吃起來也沒味道了。

十一萬八千里

藥局的顧客除了買藥外，還經常認我是朋友，講笑話給我捧腹大笑，唱一支小曲，餘音繞樑三日，轉告一則社會新聞，使我感動，使我哀傷。不然就告訴我令人生氣的事。

譬如醫院亂敲竹槓，醫師或牙醫師診所亂報帳，顧客講完，氣也就消一半了。但是這種耳語有時比大眾媒體還厲害，顧客詛咒的是善有善報，惡有惡報的因果，也有可能是一場誤會，那就要看業者和消費者如何對待了。

前幾天有一對母女在午餐時間進來，大概看我便當盒魚肉不多，要給我加菜，就談起最近一個月修車歷險記，情節曲折緊張，簡直是一部可以提名奧斯卡金像獎的影片。

媽媽看到停車位有滴漏機油的痕跡，閒著無事，就開去給她先生經常光顧的，同鄉開的修車廠，六百塊，隔日取車。沒想到機油還是照漏，過幾天，再開去，因為保證半年，所以不收工錢。隔日再去取車，這次漏得更好看。剛好女兒暑假回家，就陪媽媽再去修車廠，這次沒拆開引擎，塗了一層粘膠，說保證沒問題，沒想到還沒開到家，車子就冒煙了。

看到車子冒煙，媽媽就害怕，是不是上禮拜，為了補身體，喝了人參雞湯，破了這幾年的吃素戒。或是再等一個多月先生從台灣回來讓他去處理，也不會惹得好好的車子冒煙，好像要爆炸的樣子。果然，第二天再去，修車廠老板面色沉重的提出「驗屍」報告：引擎燒壞了，換一個一千五百塊，剛好有位洋人老顧客，車子都在我這裡保養，六年才開了一萬八千里，前幾天被撞，車身是報銷了，但是引擎還很新，同一日本廠牌，裝在你的車上，一樣可以跑，只收你八百塊就好了。媽媽一想，反正我就信任你，該換就換吧。

那天晚上，女兒跟男友聊天，談起修車的事，男友覺得有點問題，那裡有老美開了六年的車只跑一萬多里，他的室友也是學工程的，對修車有點經驗，他認為九〇年出廠的引擎要裝進九三年的車，很困難，因為九三年整個設計都改了。

男友特地向研究所請假，到修車廠一看究竟，一個老墨工人正在拆那輛報廢車，男友找到里程表機器，仔細檢查，原來是十一萬八千里，氣得他大叫起來，五、六個工人都等著好戲看。老板馬上笑臉一堆，完全是誤會，請媽媽叫年輕人禮貌一點。老板娘也出來奉冰水。這時老板的兒子很興奮的跟老爸講說，不必換引擎，舊引擎並沒燒壞，重新拆開來，洗一洗就好了。就命令車廠最有經驗的兩位師傅馬上施工，這一次抓到問題了，一定不會有毛病的。

三個人就坐在修車廠的會客室，看師傅把引擎拆開加一套新的墊板，再裝回去。老板的兒子有時來陪他們談話，解釋修車的甘苦，女兒聽到一句話，突然跳起來，氣得不得了。因為老板的兒子說：「我們是誠信起家，絕對不會騙顧客的，我弟弟也是剛拿到律師牌，我們講的都是實話。」原來女兒過去幾年在律師事務所半工半讀，立志替受壓搾受苦難的人維持正義公平，她現在是法學院的學生。

車修好了，其中一位越南師傅跟他們三人一起試車，在附近街道繞，好心的師傅道出隱情，你的車今年是第八部，有三部告到法院去。老板只叫小工拆開，擦一擦，把舊的墊板再放回去，運氣好幾個月不再滴油，他就淨賺了。小毛病修成大毛病是修車廠的技術高明，下星期我就要離開了，賺這種錢，日子會平安嗎？

賀台灣醫師重生

為了保衛鑽石飯碗，台灣醫師公會不惜自貶身價，甚至動員妻兒及醫學院學生走上街頭，向社會民眾宣示，寧為玉碎，也不要次一級的金飯碗。醫師診所罷工示威，在全世界是珍奇新聞，理應寫一篇留念。

據統計，台灣醫師的平均壽命為六十三歲，比一般台灣人平均壽命減少十年以上，為什麼？我不太清楚。嘉義人和台南人最喜愛兒女學醫，我小學同班就有三人進台大醫科，高三理工科同窗一百人當中超過三分之一進醫學院，高中畢業三十年後，有人算一算走了幾位，唸醫科的竟然佔了一大半。換句話說，台灣醫生夭壽。

台灣的醫生每日看一百至兩百病人是經常的，住家和診所連在一起，除了吃飯、睡覺、大小便時間以外，每日看病十二小時以上，有的星期日也看病，只有過年休息幾天，相當辛苦。主要原因是醫科畢業生太少，不敷社會需要，而且醫師身兼藥師，兼護理師，診所兼醫院，兼化驗所，兼藥廠，所以說台灣的醫生是獨裁又拼命。

台灣的醫生也散赤（窮），普遍患知識缺乏症，雖然腦筋聰明，但是畢業之後，一年讀完一本書的，可能不到一半，平時忙得連報紙雜誌也少看，雖然家裡書房的書擺得壯觀。醫生也是人，會感冒、心臟病、肝病、關節炎、糖尿病、高血壓，甚至癌症，不是沒時間去看病，就是捨不得花錢去看專科醫師，常常嚴重到無藥可救才進大醫院。

有位教師，讀了兩遍彭明敏的『自由的滋味』，很興奮的跑來跟我講，她發現一個大秘密，為什麼台灣人即使來到美國，還喜歡兒女當醫生，因為驚死。自古以來，醫生在台灣社會有崇高的地位，不僅治病救人命，而且具有知識份子的良知，是社會改革的先驅、人權的護衛、正義的化身。五十年前二二八事件，台灣醫師犧牲重大，導致近數十年醫師的走回象牙塔，對公益的事誌不聞不問。發生什麼事，用金錢私下解決就是。像陳永興、洪奇昌、李應元等民主鬥士，是不務正業，有大錢不賺的傻醫師，少之又少。所以才有人說台灣的醫生驚死。

當我藥學系畢業時，醫科同學的身價是一幢鬧區的三層樓，一大卡車的嫁妝和現金一百萬。難怪有那麼多的藥學系或牙醫學系的同學，花十萬或二十萬轉入醫科。

藥科畢業生願意開藥局的只有十%，其餘走學術研究、藥廠、貿易或嫁給醫生。雖然在醫學院醫學系的許多課程如生理學、生物學、微生物學、藥理學、病理學、公共衛生學等，藥學系學生都研修過，有時還在大教室與醫科學生一起上課考試。台灣開業醫生濫用調劑權，浪費社會的藥師人才。

其實，醫藥分業制度，並非完全是藥師去爭取來的，正如全民保健，是社會的需要，實施健保，必需將醫師的診斷費、治療費和藥費分開，才能節約藥品，控制預算。台灣醫師公會要鬥爭抗議的對象不是藥師，而是衛生署及健保局的官僚。既然走上街頭，開業醫師的特權階級也宣告結束，醫師也和普通人一樣，有多一點時間照顧身體，享受家庭樂趣，好好教育下一代，關心社會及環保，人不是為了賺大錢而活著。

人類最好的朋友——樹木

為什麼樹木是人類最好的朋友？一本分發給小學生的『樹木手冊』列舉了二、

三十種理由，封面漫畫是一位小朋友被狗追吠，他趕快爬到樹上去。

南加州雖然是沙漠地帶，到處看到的是臭頭山、草木不長的砂石地。但是在山谷、山陰的一面往往翠綠成林。每個社區、房屋都有綠地、樹木景觀。大小城市也有公園樹木管理部，專門修剪種植。

在南加州街路，經常看見的栽培樹種，大概是各種棕櫚 palms，桉 eucalyptus，橡木 oaks，樟 camphor tree，松 pines，楓 sugar gum，榆 chinese elm，加州紅木 red wood，銀杏 ginkgo，酪梨 avocado，柳橙 orange，桃李 prunus，無花果 fig，洋槐 acacia，羅漢松 podocarpus，白榕 ficus，柏 cypress，木棉 floss silk tree，白楊 poplar，紫荊花 bauhinia，九芎（大花紫薇）crape myrtle，苦楝 chinaberry，加州楓 California sycamore，澳洲龍眼 cupaniopsis，龍柏 juniper，檸檬 lemon，洋橄欖 olive，海桐 pittosporum，瓶刷子樹 bottlebrush，大花木蘭 magnolia，胡椒樹 pepper tree 等等。

認識樹木就跟認識朋友一樣，即使到一個陌生的地方，也不會孤單無伴。他鄉遇故知，人生一樂也。我還記得第一次在密西西比州的鄉村，看到果實纍纍的苦楝樹，心情之愉悅無法描述，因為在台灣老家的後庭，有兩棵優美的苦楝，我就在苦棟的清蔭下長大的。第一次在洛杉磯，看到那麼多繁茂健美的樟樹，回想起台北街頭那些又瘦又髒，經常被砍除的行道樹，使我意識到空氣污染的嚴重性，以及不注重樹權的地方，人權也受糟蹋。

人有環肥燕瘦，脾氣特徵，男女老少：樹木也一樣，花蕊分公母，長得高高瘦瘦或大方的花枝招展，有的一年四季勤換外裝，有的整年就是那老樣子。譬如同是常綠喬木，在洛杉磯的樟樹，隨著氣候的轉變，由嫩綠的春天，換到濃綠的夏天，秋天葉轉黃褐以至冬天的深紅帶綠，樟葉不會一下子完全掉光，正如慢慢禿頭那樣，只是冬季落葉多，春天一到，舊枝乾落，新枝新葉一下子都長齊。海桐長在樟樹的旁邊，極少落葉，密密濃濃，陽光照不透，整年就那一套墨綠的禮服。

後院牆角的那棵加州紅木，是台灣紅檜的堂兄弟，不像樟的霸道四海，香烈誇張，也不像海桐那樣安命保守，層層疊疊。加州紅木長得快，不浪費時間，也不必四方摸索，筆直的對抗地心引力，往上衝，三十年就出人頭地，超過三十公尺高，遠遠就認出。

尖端經常有不同的鳥類，站在最高點，唱出嘹亮的歌聲，有烏鴉、南美鸚鵡、斑鳩、八哥、蜂鳥、喜鵲或過路的候鳥。如果覺得刺耳，駐守後院的一對松鼠，會爬到頂端，把唱不成調的飛鳥趕下台。

在城市不會覺得樹木的重要，把樹砍掉可以多停一台車，就砍吧。等到乾旱沒水洗澡，看厭了人來人往的嘴臉，或是忽然想要修心養性，靜靜的思考，何謂菩提？蘋果為什麼會掉下來？或許這時候人們會想到樹木吧。

後院的春天

有時外州的人會以酸溜溜的口氣，指加州的天氣四季不分明，像一個沒脾氣的好人，平凡得令人生氣。尤其在南加州，經常缺少冬天，當美國各地飽受風雪之苦時，沒文化水準的加州人，短衫赤腳在海灘玩水晒太陽。許多野花也趁春來早，偷偷地先開了。

四月初清明過後，各地花迷照例趕往沙漠高原的蘭卡斯達，在丘陵起伏的州立公園，觀賞一望無際金黃遍野的加州州花 Golden Poppy。今年如果三月下旬去的人就有眼福，因為三月底有兩天的熱浪，超過九〇°F，將盛開的金色阿片花曬乾了。如果你想一睹『沙漠奇觀』影片中神奇的野花，最好先打電話（818）768-3533，可提供你最近的消息，以免敗興而回。

在洛杉磯附近的太陽谷Sun Valley，有一處小型的野花園，The Theodore Payne Foundation（818）768-1802，大約二十英畝，種植將近六百種加州原產的野花草木，四、五月是最佳觀賞季節。您如果想要佈置自己的野花園，在那裡也可得到實際的協助，我就買了兩大張加州野花的掛圖，以便對照學習。

我家後院留一塊直徑約十公尺的圓形草地，原來的屋主想蓋一座八卦亭，去年我們搬進來，順便將舊屋一些花草移植到後院，有甘蔗、何首烏（土川七）、角菜（珍珠菜）、聖誕紅、枸杞、紅蔥頭、四季紅等等，但是還剩一大片雜草叢生。所謂雜草，除了三、四種如百慕達草、朝鮮草、牛筋草之外，有薺菜、鼠曲、車前草、蒲公英、兔兒草、紫薊、野蔥、雞腸草、酢漿草等等，就是沒有顯眼的花色，沒什麼看頭。

正愁不知要蓋涼亭或闢為菜園時，孩子到百貨店的園藝部，買了一袋野花種子

Wild Flowers Mix，大約二十五種世界各地野花種子，混合肥料及紙漿海草等，發芽率九〇%，一年四季都可以播種。除草整地之後，九月下旬正是乾旱季節，鋪上一層混合種子，本以為活不了，孩子自己接通噴水裝置，每日自動噴水兩次，一個月後陸陸續續長出幼苗。

三月初紅花亞麻 Scarlet Flax 佔據大部份的土地，周邊各存幾株冰島阿片花 Iceland Poppy、勿忘我、加州金色阿片花、可思莫思 Cosmos（女作家喻麗清曾為文讚賞可思莫思）、圓錐菊 Coneflower、黑眼蘇姍 Blackeye Susan、夜櫻草 Evening Primrose、一串紅 Salvia、蜜薺菜 Sweet Alyssum、花環雛菊 Garland Daisy 等等。

每日早起，從我臥室的落地窗，看到成千上萬深紅色的花蕊，蓄意待發，等到我要去藥局上班時，太陽照到的花蕊皆滿懷喜悅地，迎風招展。這種深紅色的大花亞麻，是一年生草本，約二、三尺高，莖葉纖細，五片花瓣緊密相臨，直徑大約四公分，可從初春開到秋天，每朵花好像開十幾日才凋謝，數千朵齊開非常壯觀，太陽西斜時，花蕊逐一合閉。下雨時枝莖承受不了花葉的水濕，紛紛斜躺倒伏，以為一病不起，沒想到隔日雨一停，枝枝葉葉欣欣向榮，再度展示倔強獨立的個性。

紅花亞麻大概屬於風媒花，沒香味也不見蜜蜂來沾花，花瓣披蓋極細的絨毛，仔細看像絲綢那樣閃亮明麗，花心一輪暗紅，當中突出黑色雄蕊五支，雄蕊下方，躲著五絲極細緻的紫紅色雌蕊，花萼保護者瓶狀，比瓷器還精美的子房，我想，到了夏天蘊藏許多亞麻種子吧。凋乾的花瓣逐漸由紅轉成深紫色，點綴在紅花綠葉間，就被忽視了。秋天一到，亞麻種子該灑滿一地，再度等待春雨的滋潤。

綠珊瑚

盛夏的一個午後，有一位老太太來拿藥，指著櫃檯說，那些漂亮的花呢？每次來藥局，都有好看的花，這次怎麼沒有，再擺一盆讓大家欣賞嘛！她指的是各式各樣的蘭花，除了我自己買兩三盆，也有善於養花的好友顧客拿來讓我擺幾星期，從年初到六月底，每天都有愛花者，站在花前，又看又嗅，嘖嘖讚美。有時兩三人在那裡爭論到底是假花還是真花。

只有春花秋月讓人痴，南加州的夏季，草木不枯已慶幸了，還有什麼夏花可欣賞？正愁無花草可展時，住在藥局後面的一位顧客，想把一盆綠珊瑚丟進垃圾桶，剛好碰到慈悲為懷，常具菩薩心腸的潘小姐，我的藥局助理，她就把看來不起眼的盆栽帶回藥局。我一看，如獲至寶，小心的幫沾滿灰塵蜘蛛絲的綠珊瑚洗個澡，然後在盆面鋪一層包裝用的塑膠粒，擺在櫃檯邊的白象花檯上。

幾乎每位顧客都會被這盆只有綠枝沒有葉的怪物吸引住，有的摸兩下，肯定它是如假包換的人造樹，我用小刀輕割一下，它就流出白色的血（乳汁），他們才相信是真的。內人喜栽仙人掌之類的沙漠植物，所以她知道綠珊瑚的英文名叫 Pencil Tree，也叫 Milk Bush。我查一下園藝的參考書，知道它是大戟科的 Euphorbia tirucalli。

有位唸農的謝先生，說綠珊瑚又稱鐵釘樹。看它分叉多，有如大小鐵釘相接，可能比鉛筆樹來得傳神。叫綠珊瑚也有道理，反正各憑想像自由聯想，俗名就是這麼來的。有些人一眼就認出她家後院也有一株十尺高的綠珊瑚，也有人知道它的枝，隨便一插都會長，不必什麼照顧。

兩三星期過後，被收養的綠珊瑚竟然抽新枝吐新葉，綠油油的，令人驚奇它的生命力。一則有人照顧、有人欣賞，二則大概是藥局的日光燈比外面的陽光弱，所以長出新葉以便吸收更多的光來經營光合作用。依照它生長的速度，可能兩年內會從目前的兩尺高成長為八尺高。

與綠珊瑚同一屬的植物，較出名的花草有蓖麻、大甲草（五虎下山）、聖誕紅、豬母乳草（大飛揚草）、小飛揚草，以及耐乾旱奇形怪狀的一些仙人掌類植物。它們共同的特徵是受外傷時會流出有毒的白色乳汁，藉以保護自身。也有幾種中藥是利用它的毒性來治病。

許多植物是以艷麗奪目或清香脫俗的花色來吸引蜂蝶鳥獸，以便傳粉結子。像綠珊瑚這種花色俱缺，而留傳千萬年依然健在，也許有它一套生命的哲理吧。

澳洲綠寶

新年時，「大森花圃」老闆周康熙先生送來一盆澳洲綠寶，深茶色的圓肚花盆，綁著紅緞帶，細卵石上，均立著三粒像蛋黃般大的綠色種子，每粒種子從當中抽出筆直的幼苗，將種子很公平的裂開兩半，遠看有點像插三柱香的小香爐。

每天近百個顧客，都會被櫃檯上那三粒澳洲綠寶所吸引，用手摸摸光滑的種子，有時我會對較熟的顧客開玩笑，「多摸幾下會生男的」，「真的嗎？」澳洲綠寶是甚麼？是澳洲特產，豆科喬木 Castanospermum australe 的種子，種皮脫掉後，呈綠玉般的質地，稱它澳洲綠寶，實在傳神，它跟栗子一樣可以吃的，但是含有一種生物鹼 castanospermine 會抑制澱粉的分解酵素。

早於一九六七年，我開始調查收集「台北醫學院校園植物目錄」時，發現校園一角及六張犁公墓山坡，有一種開金黃色穗狀花的菊科植物，我曾請教過在附近三代經營園藝的周康熙先生，他說日據時代曾流行為新娘捧花的一色，原來花圃栽培，逸為野生。後來經台大植物系外國顧問鑑定是 Solidago（Goldenrod）的一種。只有七甲地的北醫校園，經我兩年不分寒暑的觀察，並製作標本，記錄木本一百二十種，草本二百二十七種，其中三種竟然是台灣新記錄，也就是以前沒人提到或發現的。

一九七〇年秋赴美，在西雅圖隔夜轉機，發現原野一大片金黃色熟悉 Solidago，還有其他似曾相識的花草（第一次看到紅果纍纍的蘋果樹），讓我內心充滿對新大陸的喜悅，除祛不少離鄉的情愁。二十幾年來，我不斷的認識新的植物，大多數拈花惹草，無法度一親芳澤，只有少數幾種我曾窮追不捨，欲知其真面目，東問西問，所幸甚少吃過閉門羹。

去年拜訪在橙縣的「大森花圃」時，妻見獵心喜，買了一盆澳洲綠寶回家供養，有一天早上把它端出沖涼，晒晒太陽，沒想到下午回來就發現綠油油的葉片被灼傷了，綠寶也乾縮了，南加州的陽光真厲害。在藥局日光燈下供養才兩個月的新盆，茂盛的羽狀複葉已長得比去年舊盆還壯觀。

陽光含紫外線及輻射線，會灼傷所有的生物細胞，如果來不及補救，就會留下傷痕。室內植物沒有日晒的經驗，體內的酵素系統及水分運轉來不及救援受傷細胞，因此，室內綠色花草，要外移時，一定要放在陰涼處幾天，才能見日，而不受傷。

南加州或乾燥地區，空氣中水蒸氣少，紫外線及輻射線不受阻礙，較易日灼。除了皮膚之外，對白內障的形成也不利，在戶外活動除了皮膚要防晒外，也要用墨鏡保護眼睛。

紫外線也抑制植物的生長速度，像發豆芽，在陰濕的容器，才發得快，把豆種在地上，發芽成長就慢多了。類似的道理，樹木要長得高大，固然需要陽光及水分，太坦白的陽光，樹木是長不高的，要有雲霧阻擋紫外線，像北加州、奧勒岡沿海及台灣的山區，才具有生長巨木的天然條件。

第二次見到澳洲綠寶的人，都說現在枝葉太多，長得太大了，沒有起初剛長葉子時那麼可愛。是的，那三粒種子提供不少養分給枝葉，是有點萎縮了，我本想畫一張寫生留念，可惜力不從心。

植樹記

美國總統夫人喜萊莉，三月中旬訪問南非，從電視採訪鏡頭看到她拿把鏟子，象徵性的比兩下，種了一棵樹，幾乎全世界一半的人都見到了。我也剛種好一棵鐵樹，不甘寂寞，想跟大家分享喜樂。

年初時親友來訪，我帶他到鄰居日裔老人 Kuba 先生的家，參觀庭園，並採了一大堆很好吃的金桔。過兩三天，我向 Kuba 先生道謝，並問有什麼可以幫忙的，他很悲觀的說，園藝是太太喜歡的，自從一年前她心臟手術後，血管破裂，造成腦部缺血，一直昏迷在醫院，庭園荒廢，乏人照顧，見景傷情。他想把那些花草送給人，他已經送我一大盆曇花了，又指著假山水池旁的一人高鐵樹，如果沒人要，他想鋸掉它，太佔地方了。

回家後向老伴講。她跟我過去看那棵茂盛無辜的鐵樹，她忽然想到前庭牆角，本來有一棵九芎（大花紫薇），不知道為什麼被鋸掉，僅留樹頭在那兒，將鐵樹移到那兒，不是皆大歡喜嗎？

移花接木看起來不難，但是要挖起九芎老樹頭，可要費力了。我連鞭向正熱中練身的兒子曉以大義，他拿了鐽子就真的動土了。我先移走樹頭周圍的紅花美人蕉及鳶尾花，清出直徑四、五呎的圓圈，挖將近一小時，兒子接上水龍頭，用強力的噴水，沖走支根交錯的泥土，再用斧頭把支根砍斷，挖到兩呎深，樹頭還是不動如山，太累了，不得不停戰。因為不是做粗工的料子，該晚躺在床上竟然全身酸痛的不能入睡。

四、五年前，我曾經向一棵過分囂張的榆樹開刀。年年修剪，它仍然蓋覆整個後院，而且每年千萬片的榆錢種子，隨風飄揚，除了屋頂及水泥地外，隨時隨地看到小榆樹冒出來，如不將小樹連根拔起，以後你就別想動它。

頭一年先把大樹枝幹主幹鋸掉，第二年挖樹頭，直徑兩尺的榆樹，生命力實在頑強得令人敬佩。在我大舅子王以森先生工餘大力支援下，磨掉七、八條電鋸鏈，把樹幹鋸成可以進火爐的尺寸，最後挖大洞把大樹頭劈開，才能搬走，遺址填上木屑及有機土，變成小菜園。

這次九芎樹頭還是在王先生幫忙下才能請走，接下來就是怎樣把鐵樹挖開。星期六大清早我過去試挖，**Kuba** 先生已先剪掉兩輪的老葉，再用繩子把剩下的針狀羽葉綁起來，我清除樹頭周圍的小葉麥門冬及雜草、石頭，輕挖幾下，就碰到埋在四寸下的水管。鐵樹和棕櫚樹一樣，沒有主根深入地下，支根都近地表，挖了一小時就知道不難，只是樹幹有刺又太重，一個人是動不了的。

下午我再挖深一點，**Kuba** 先生也叫我用水沖，二寸粗的根只有三條，其他十幾條都是一寸以下的小根。

星期天早上，王先生帶工具及推車來，先用電動鋸，細心的把大小根分頭鋸斷，把鐵樹推向一邊，再鋸斷底下的幾條根，半小時後就用彈性繩將整棵鐵樹綁在推車上，因為就在隔壁，也省了包紮出土的根部，直接就移植牆角預留的土孔，堆填不少有機土，又築小溝在樹幹四周，替鐵樹沖涼灌滿水。王先生還記得保持鐵樹原來的方向，雖然它十分對稱，但是樹幹的西邊長出小鐵樹，容易識別。

將土填回挖開鐵樹的洞，用水將四週沖洗乾淨，我回送一盆絲蘭及一包有機土給 Kuba 先生，也帶他過來看鐵樹的新居，我告訴他這棵是公的，它的祖先可能來自中國或台灣，他有點驚奇，為什麼我知道。

洗竹澆花興有餘

又是月圓的時候了，藥局斜對面的「海寧同鄉會」，每逢初一和十五就張貼布條，歡迎大家分享素菜午餐，可能是裡邊桌椅不夠，有些人就端著午餐盒帶回家吃。下午，該會秘書長忙過了，來藥局幫人買藥膏，看他心情愉悅，我們也都分享他的快樂。

藥局舊址整排面臨大街的商店都拆光、整平了，市府與開發商合作，要蓋六層樓一百一十單位的老人公寓，聽說房租五百元以上，還是有許多人搶先登記。有位顧客馬里尼帶來一頁社區報紙，記者報導老人公寓興建一事，上星期曾電話訪問鄭太太，他讀了特地拿來給鄭太太看。

下午一位愛打網球的鄉親，帶一份『新亞週報』，指著一則消息「台灣人軟式網球俱樂部成立」，問我是否也是創會會員之一。記得母親節那一天，有十位愛好軟式網球的朋友，在劉明憲先生家的網球場集合，時光倒流三、四十年，重拾少年的運動遊戲，會長吳耀南醫師邀請記者來報導，相信這星期日將有更多同好參加。

有朋友的激勵，最近我也利用聖蓋博市史密斯公園的手球牆練球，十分鐘就流汗手酸了，精神輕鬆，腦筋比較不會胡思亂想。

正在和剛從台灣來的舊識聊天時，有位顧客等得不耐煩，她介紹一位董事長來買測血糖計，他有兩個兒子在台灣讀醫科，一位已畢業，他近年量血糖都超過三〇〇，我就很嚴肅的解釋血糖數值的測法及解讀，理想的糖尿患者是保持飯前一五〇以下，飯後一小時不超過二〇〇，希望董事長能逐步降低血糖值，在工作、飲食、運動、藥品之間，取得適當的平衡。

藥師時常花半小時提供寶貴的知識，而不收費，你向醫師或律師在電話中請教十分鐘，可能會收到二百元的帳單。

不少東方的顧客尊稱我為醫師，好像鼓勵我向他們收顧問費用，或是要我兼赤腳仙，我是樂於提供醫藥諮詢，但是實際上每天常常有幾個時段，忙得連打招呼都省略了，有時醫師開最新上市的藥品，也是我第一次訂到的藥，向患者解釋，還得邊看仿單說明，也只能半猜或照唸，要當好藥師實在不簡單。

十七年來我的藥局日子，經常過得十分庸俗（開店做生意難免買俗賣貴，討價還價），難得有幾個顧客或家屬想知道多一點藥品的知識，又願意等我有空，好好坐下來談。其實，有不少病是從口入，甚至是貪吃藥惹來的。開藥局的怎麼好意思請醫師少開幾樣藥，或跟醫師講，你的病人裝病你看不出來嗎？

美術家兼評論家謝里法曾說：「對作家而言，最感棘手的，莫過於美滿的人生，描寫美滿的文章，常令文人擲筆興歎！」對業餘的文人，這個春天好像過於美滿，隨便種什麼花草，都發得開得像假的一樣，有的顧客就有點嫉妒的說，鄭老闆發了、賺大錢了。結果二十幾年未曾有的香港腳就悄悄發在腳底心，再加上二十幾年持續不斷的過敏（對冷空氣和灰塵敏感），總算美中不足，有點不美滿還能體驗健康的可貴，不致於無病呻吟吧。

我在藥局牆上新掛一聯阿爹的草書「洗竹澆花興有餘」，隔幾天，老美朋友威利，贈送造型特殊的花盆，大竹筒攀附兩隻小熊貓，剛好當天下午周康熙先生來，又特地送一盆烏竹（綠葉烏竿），真是踏破球鞋無覓處，得來全不費功夫，鄭太太連忙剪幾支烏竹插在大竹筒上，那兩、三天又羨煞多位雅客，一位經常騎腳踏車來藥局的雅士，試著對阿爹的聯，最後他認為「炒菜煮飯味無窮」最工整，另位女藥師贈我「讀書寫作樂無窮」，君意如何？

大展出版社有限公司	圖書目錄

地址：台北市北投區11204 致遠一路二段12巷1號
電話：(02) 8236031 8236033
郵撥： 0166955～1
傳眞：(02) 8272069

• 法律專欄連載 • 電腦編號 58

台大法學院 法律學系／策劃 法律服務社／編著

①別讓您的權利睡著了①	200元
②別讓您的權利睡著了②	200元

• 秘傳占卜系列 • 電腦編號 14

①手相術	淺野八郎著	150元
②人相術	淺野八郎著	150元
③西洋占星術	淺野八郎著	150元
④中國神奇占卜	淺野八郎著	150元
⑤夢判斷	淺野八郎著	150元
⑥前世、來世占卜	淺野八郎著	150元
⑦法國式血型學	淺野八郎著	150元
⑧靈感、符咒學	淺野八郎著	150元
⑨紙牌占卜學	淺野八郎著	150元
⑩ＥＳＰ超能力占卜	淺野八郎著	150元
⑪猶太數的秘術	淺野八郎著	150元
⑫新心理測驗	淺野八郎著	160元
⑬塔羅牌預言秘法	淺野八郎著	200元

• 趣味心理講座 • 電腦編號 15

①性格測驗１	探索男與女	淺野八郎著	140元
②性格測驗２	透視人心奧秘	淺野八郎著	140元
③性格測驗３	發現陌生的自己	淺野八郎著	140元
④性格測驗４	發現你的真面目	淺野八郎著	140元
⑤性格測驗５	讓你們吃驚	淺野八郎著	140元
⑥性格測驗６	洞穿心理盲點	淺野八郎著	140元
⑦性格測驗７	探索對方心理	淺野八郎著	140元
⑧性格測驗８	由吃認識自己	淺野八郎著	160元

⑨性格測驗9	戀愛知多少	淺野八郎著	160元
⑩性格測驗10	由裝扮瞭解人心	淺野八郎著	160元
⑪性格測驗11	敲開內心玄機	淺野八郎著	140元
⑫性格測驗12	透視你的未來	淺野八郎著	160元
⑬血型與你的一生		淺野八郎著	160元
⑭趣味推理遊戲		淺野八郎著	160元
⑮行爲語言解析		淺野八郎著	160元

・婦幼天地・電腦編號16

①八萬人減肥成果	黃靜香譯	180元
②三分鐘減肥體操	楊鴻儒譯	150元
③窈窕淑女美髮秘訣	柯素娥譯	130元
④使妳更迷人	成　玉譯	130元
⑤女性的更年期	官舒妍編譯	160元
⑥胎內育兒法	李玉瓊編譯	150元
⑦早產兒袋鼠式護理	唐岱蘭譯	200元
⑧初次懷孕與生產	婦幼天地編譯組	180元
⑨初次育兒12個月	婦幼天地編譯組	180元
⑩斷乳食與幼兒食	婦幼天地編譯組	180元
⑪培養幼兒能力與性向	婦幼天地編譯組	180元
⑫培養幼兒創造力的玩具與遊戲	婦幼天地編譯組	180元
⑬幼兒的症狀與疾病	婦幼天地編譯組	180元
⑭腿部苗條健美法	婦幼天地編譯組	180元
⑮女性腰痛別忽視	婦幼天地編譯組	150元
⑯舒展身心體操術	李玉瓊編譯	130元
⑰三分鐘臉部體操	趙薇妮著	160元
⑱生動的笑容表情術	趙薇妮著	160元
⑲心曠神怡減肥法	川津祐介著	130元
⑳內衣使妳更美麗	陳玄茹譯	130元
㉑瑜伽美姿美容	黃靜香編著	180元
㉒高雅女性裝扮學	陳珮玲譯	180元
㉓蠶糞肌膚美顏法	坂梨秀子著	160元
㉔認識妳的身體	李玉瓊譯	160元
㉕產後恢復苗條體態	居理安・芙萊喬著	200元
㉖正確護髮美容法	山崎伊久江著	180元
㉗安琪拉美姿養生學	安琪拉蘭斯博瑞著	180元
㉘女體性醫學剖析	增田豐著	220元
㉙懷孕與生產剖析	岡部綾子著	180元
㉚斷奶後的健康育兒	東城百合子著	220元
㉛引出孩子幹勁的責罵藝術	多湖輝著	170元

㉜培養孩子獨立的藝術	多湖輝著	170元
㉝子宮肌瘤與卵巢囊腫	陳秀琳編著	180元
㉞下半身減肥法	納他夏・史達賓著	180元
㉟女性自然美容法	吳雅菁編著	180元
㊱再也不發胖	池園悅太郎著	170元
㊲生男生女控制術	中垣勝裕著	220元
㊳使妳的肌膚更亮麗	楊　皓編著	170元
㊴臉部輪廓變美	芝崎義夫著	180元
㊵斑點、皺紋自己治療	高須克彌著	180元
㊶面皰自己治療	伊藤雄康著	180元
㊷隨心所欲瘦身冥想法	原久子著	180元
㊸胎兒革命	鈴木丈織著	180元
㊹NS磁氣平衡法塑造窈窕奇蹟	古屋和江著	180元
㊺享瘦從腳開始	山田陽子著	180元
㊻小改變瘦４公斤	宮本裕子著	180元

・青春天地・電腦編號 17

①A血型與星座	柯素娥編譯	160元
②B血型與星座	柯素娥編譯	160元
③O血型與星座	柯素娥編譯	160元
④AB血型與星座	柯素娥編譯	120元
⑤青春期性教室	呂貴嵐編譯	130元
⑥事半功倍讀書法	王毅希編譯	150元
⑦難解數學破題	宋釗宜編譯	130元
⑧速算解題技巧	宋釗宜編譯	130元
⑨小論文寫作秘訣	林顯茂編譯	120元
⑪中學生野外遊戲	熊谷康編著	120元
⑫恐怖極短篇	柯素娥編譯	130元
⑬恐怖夜話	小毛驢編譯	130元
⑭恐怖幽默短篇	小毛驢編譯	120元
⑮黑色幽默短篇	小毛驢編譯	120元
⑯靈異怪談	小毛驢編譯	130元
⑰錯覺遊戲	小毛驢編譯	130元
⑱整人遊戲	小毛驢編著	150元
⑲有趣的超常識	柯素娥編譯	130元
⑳哦！原來如此	林慶旺編譯	130元
㉑趣味競賽100種	劉名揚編譯	120元
㉒數學謎題入門	宋釗宜編譯	150元
㉓數學謎題解析	宋釗宜編譯	150元
㉔透視男女心理	林慶旺編譯	120元

㉕少女情懷的自白	李桂蘭編譯	120元
㉖由兄弟姊妹看命運	李玉瓊編譯	130元
㉗趣味的科學魔術	林慶旺編譯	150元
㉘趣味的心理實驗室	李燕玲編譯	150元
㉙愛與性心理測驗	小毛驢編譯	130元
㉚刑案推理解謎	小毛驢編譯	130元
㉛偵探常識推理	小毛驢編譯	130元
㉜偵探常識解謎	小毛驢編譯	130元
㉝偵探推理遊戲	小毛驢編譯	130元
㉞趣味的超魔術	廖玉山編著	150元
㉟趣味的珍奇發明	柯素娥編著	150元
㊱登山用具與技巧	陳瑞菊編著	150元

•健康天地• 電腦編號18

①壓力的預防與治療	柯素娥編譯	130元
②超科學氣的魔力	柯素娥編譯	130元
③尿療法治病的神奇	中尾良一著	130元
④鐵證如山的尿療法奇蹟	廖玉山譯	120元
⑤一日斷食健康法	葉慈容編譯	150元
⑥胃部強健法	陳炳崑譯	120元
⑦癌症早期檢查法	廖松濤譯	160元
⑧老人痴呆症防止法	柯素娥編譯	130元
⑨松葉汁健康飲料	陳麗芬編譯	130元
⑩揉肚臍健康法	永井秋夫著	150元
⑪過勞死、猝死的預防	卓秀貞編譯	130元
⑫高血壓治療與飲食	藤山順豐著	150元
⑬老人看護指南	柯素娥編譯	150元
⑭美容外科淺談	楊啟宏著	150元
⑮美容外科新境界	楊啟宏著	150元
⑯鹽是天然的醫生	西英司郎著	140元
⑰年輕十歲不是夢	梁瑞麟譯	200元
⑱茶料理治百病	桑野和民著	180元
⑲綠茶治病寶典	桑野和民著	150元
⑳杜仲茶養顏減肥法	西田博著	150元
㉑蜂膠驚人療效	瀨長良三郎著	180元
㉒蜂膠治百病	瀨長良三郎著	180元
㉓醫藥與生活	鄭炳全著	180元
㉔鈣長生寶典	落合敏著	180元
㉕大蒜長生寶典	木下繁太郎著	160元
㉖居家自我健康檢查	石川恭三著	160元

㉗永恒的健康人生	李秀鈴譯	200元
㉘大豆卵磷脂長生寶典	劉雪卿譯	150元
㉙芳香療法	梁艾琳譯	160元
㉚醋長生寶典	柯素娥譯	180元
㉛從星座透視健康	席拉・吉蒂斯著	180元
㉜愉悅自在保健學	野本二士夫著	160元
㉝裸睡健康法	丸山淳士等著	160元
㉞糖尿病預防與治療	藤田順豐著	180元
㉟維他命長生寶典	菅原明子著	180元
㊱維他命C新效果	鐘文訓編	150元
㊲手、腳病理按摩	堤芳朗著	160元
㊳AIDS瞭解與預防	彼得塔歇爾著	180元
㊴甲殼質殼聚糖健康法	沈永嘉譯	160元
㊵神經痛預防與治療	木下眞男著	160元
㊶室內身體鍛鍊法	陳炳崑編著	160元
㊷吃出健康藥膳	劉大器編著	180元
㊸自我指壓術	蘇燕謀編著	160元
㊹紅蘿蔔汁斷食療法	李玉瓊編著	150元
㊺洗心術健康秘法	竺翠萍編譯	170元
㊻枇杷葉健康療法	柯素娥編譯	180元
㊼抗衰血癒	楊啟宏著	180元
㊽與癌搏鬥記	逸見政孝著	180元
㊾冬蟲夏草長生寶典	高橋義博著	170元
㊿痔瘡・大腸疾病先端療法	宮島伸宜著	180元
51膠布治癒頑固慢性病	加瀨建造著	180元
52芝麻神奇健康法	小林貞作著	170元
53香煙能防止癡呆？	高田明和著	180元
54穀菜食治癌療法	佐藤成志著	180元
55貼藥健康法	松原英多著	180元
56克服癌症調和道呼吸法	帶津良一著	180元
57Ｂ型肝炎預防與治療	野村喜重郎著	180元
58青春永駐養生導引術	早島正雄著	180元
59改變呼吸法創造健康	原久子著	180元
60荷爾蒙平衡養生秘訣	出村博著	180元
61水美肌健康法	井戶勝富著	170元
62認識食物掌握健康	廖梅珠編著	170元
63痛風劇痛消除法	鈴木吉彥著	180元
64酸莖菌驚人療效	上田明彥著	180元
65大豆卵磷脂治現代病	神津健一著	200元
66時辰療法——危險時刻凌晨４時	呂建強等著	180元
67自然治癒力提升法	帶津良一著	180元

⑱巧妙的氣保健法	藤平墨子著	180元
⑲治癒C型肝炎	熊田博光著	180元
⑳肝臟病預防與治療	劉名揚編著	180元
㉑腰痛平衡療法	荒井政信著	180元
㉒根治多汗症、狐臭	稻葉益巳著	220元
㉓40歲以後的骨質疏鬆症	沈永嘉譯	180元
㉔認識中藥	松下一成著	180元
㉕認識氣的科學	佐佐木茂美著	180元
㉖我戰勝了癌症	安田伸著	180元
㉗斑點是身心的危險信號	中野進著	180元
㉘艾波拉病毒大震撼	玉川重德著	180元
㉙重新還我黑髮	桑名隆一郎著	180元
㊵身體節律與健康	林博史著	180元
㊶生薑治萬病	石原結實著	180元
㊷靈芝治百病	陳瑞東著	180元
㊸木炭驚人的威力	大槻彰著	200元
㊹認識活性氧	井土貴司著	180元
㊺深海鮫治百病	廖玉山編著	180元
㊻神奇的蜂王乳	井上丹治著	180元

・實用女性學講座・電腦編號 19

①解讀女性內心世界	島田一男著	150元
②塑造成熟的女性	島田一男著	150元
③女性整體裝扮學	黃靜香編著	180元
④女性應對禮儀	黃靜香編著	180元
⑤女性婚前必修	小野十傳著	200元
⑥徹底瞭解女人	田口二州著	180元
⑦拆穿女性謊言88招	島田一男著	200元
⑧解讀女人心	島田一男著	200元
⑨俘獲女性絕招	志賀貢著	200元

・校 園 系 列・電腦編號 20

①讀書集中術	多湖輝著	150元
②應考的訣竅	多湖輝著	150元
③輕鬆讀書贏得聯考	多湖輝著	150元
④讀書記憶秘訣	多湖輝著	150元
⑤視力恢復！超速讀術	江錦雲譯	180元
⑥讀書36計	黃柏松編著	180元
⑦驚人的速讀術	鐘文訓編著	170元

⑧學生課業輔導良方　多湖輝著　180元
⑨超速讀超記憶法　廖松濤編著　180元
⑩速算解題技巧　宋釗宜編著　200元
⑪看圖學英文　陳炳崑編著　200元

・實用心理學講座・電腦編號 21

①拆穿欺騙伎倆　多湖輝著　140元
②創造好構想　多湖輝著　140元
③面對面心理術　多湖輝著　160元
④偽裝心理術　多湖輝著　140元
⑤透視人性弱點　多湖輝著　140元
⑥自我表現術　多湖輝著　180元
⑦不可思議的人性心理　多湖輝著　180元
⑧催眠術入門　多湖輝著　150元
⑨責罵部屬的藝術　多湖輝著　150元
⑩精神力　多湖輝著　150元
⑪厚黑說服術　多湖輝著　150元
⑫集中力　多湖輝著　150元
⑬構想力　多湖輝著　150元
⑭深層心理術　多湖輝著　160元
⑮深層語言術　多湖輝著　160元
⑯深層說服術　多湖輝著　180元
⑰掌握潛在心理　多湖輝著　160元
⑱洞悉心理陷阱　多湖輝著　180元
⑲解讀金錢心理　多湖輝著　180元
⑳拆穿語言圈套　多湖輝著　180元
㉑語言的內心玄機　多湖輝著　180元
㉒積極力　多湖輝著　180元

・超現實心理講座・電腦編號 22

①超意識覺醒法　詹蔚芬編譯　130元
②護摩秘法與人生　劉名揚編譯　130元
③秘法！超級仙術入門　陸　明譯　150元
④給地球人的訊息　柯素娥編著　150元
⑤密教的神通力　劉名揚編著　130元
⑥神秘奇妙的世界　平川陽一著　180元
⑦地球文明的超革命　吳秋嬌譯　200元
⑧力量石的秘密　吳秋嬌譯　180元
⑨超能力的靈異世界　馬小莉譯　200元

⑩逃離地球毀滅的命運　吳秋嬌譯　200元
⑪宇宙與地球終結之謎　南山宏著　200元
⑫驚世奇功揭秘　傅起鳳著　200元
⑬啟發身心潛力心象訓練法　栗田昌裕著　180元
⑭仙道術遁甲法　高藤聰一郎著　220元
⑮神通力的秘密　中岡俊哉著　180元
⑯仙人成仙術　高藤聰一郎著　200元
⑰仙道符咒氣功法　高藤聰一郎著　220元
⑱仙道風水術尋龍法　高藤聰一郎著　200元
⑲仙道奇蹟超幻像　高藤聰一郎著　200元
⑳仙道鍊金術房中法　高藤聰一郎著　200元
㉑奇蹟超醫療治癒難病　深野一幸著　220元
㉒揭開月球的神秘力量　超科學研究會　180元
㉓西藏密教奧義　高藤聰一郎著　250元
㉔改變你的夢術入門　高藤聰一郎著　250元

・養 生 保 健・電腦編號23

①醫療養生氣功　黃孝寬著　250元
②中國氣功圖譜　余功保著　230元
③少林醫療氣功精粹　井玉蘭著　250元
④龍形實用氣功　吳大才等著　220元
⑤魚戲增視強身氣功　宮　嬰著　220元
⑥嚴新氣功　前新培金著　250元
⑦道家玄牝氣功　張　章著　200元
⑧仙家秘傳袪病功　李遠國著　160元
⑨少林十大健身功　秦慶豐著　180元
⑩中國自控氣功　張明武著　250元
⑪醫療防癌氣功　黃孝寬著　250元
⑫醫療強身氣功　黃孝寬著　250元
⑬醫療點穴氣功　黃孝寬著　250元
⑭中國八卦如意功　趙維漢著　180元
⑮正宗馬禮堂養氣功　馬禮堂著　420元
⑯秘傳道家筋經內丹功　王慶餘著　280元
⑰三元開慧功　辛桂林著　250元
⑱防癌治癌新氣功　郭　林著　180元
⑲禪定與佛家氣功修煉　劉天君著　200元
⑳顛倒之術　梅自強著　360元
㉑簡明氣功辭典　吳家駿編　360元
㉒八卦三合功　張全亮著　230元
㉓朱砂掌健身養生功　楊　永著　250元

㉔抗老功	陳九鶴著	230元

・社會人智囊・電腦編號 24

①糾紛談判術	清水增三著	160元
②創造關鍵術	淺野八郎著	150元
③觀人術	淺野八郎著	180元
④應急詭辯術	廖英迪編著	160元
⑤天才家學習術	木原武一著	160元
⑥猫型狗式鑑人術	淺野八郎著	180元
⑦逆轉運掌握術	淺野八郎著	180元
⑧人際圓融術	澀谷昌三著	160元
⑨解讀人心術	淺野八郎著	180元
⑩與上司水乳交融術	秋元隆司著	180元
⑪男女心態定律	小田晉著	180元
⑫幽默說話術	林振輝編著	200元
⑬人能信賴幾分	淺野八郎著	180元
⑭我一定能成功	李玉瓊譯	180元
⑮獻給青年的嘉言	陳蒼杰譯	180元
⑯知人、知面、知其心	林振輝編著	180元
⑰塑造堅強的個性	坂上肇著	180元
⑱爲自己而活	佐藤綾子著	180元
⑲未來十年與愉快生活有約	船井幸雄著	180元
⑳超級銷售話術	杜秀卿譯	180元
㉑感性培育術	黃靜香編著	180元
㉒公司新鮮人的禮儀規範	蔡媛惠譯	180元
㉓傑出職員鍛鍊術	佐佐木正著	180元
㉔面談獲勝戰略	李芳黛譯	180元
㉕金玉良言撼人心	森純大著	180元
㉖男女幽默趣典	劉華亭編著	180元
㉗機智說話術	劉華亭編著	180元
㉘心理諮商室	柯素娥譯	180元
㉙如何在公司峥嶸頭角	佐佐木正著	180元
㉚機智應對術	李玉瓊編著	200元
㉛克服低潮良方	坂野雄二著	180元
㉜智慧型說話技巧	沈永嘉編著	180元
㉝記憶力、集中力增進術	廖松濤編著	180元
㉞女職員培育術	林慶旺編著	180元
㉟自我介紹與社交禮儀	柯素娥編著	180元
㊱積極生活創幸福	田中真澄著	180元
㊲妙點子超構想	多湖輝著	180元

・精 選 系 列・電腦編號 25

①毛澤東與鄧小平	渡邊利夫等著	280元
②中國大崩裂	江戶介雄著	180元
③台灣・亞洲奇蹟	上村幸治著	220元
④7-ELEVEN高盈收策略	國友隆一著	180元
⑤台灣獨立（新・中國日本戰爭一）	森　詠著	200元
⑥迷失中國的末路	江戶雄介著	220元
⑦2000年5月全世界毀滅	紫藤甲子男著	180元
⑧失去鄧小平的中國	小島朋之著	220元
⑨世界史爭議性異人傳	桐生操著	200元
⑩淨化心靈享人生	松濤弘道著	220元
⑪人生心情診斷	賴藤和寬著	220元
⑫中美大決戰	檜山良昭著	220元
⑬黃昏帝國美國	莊雯琳譯	220元
⑭兩岸衝突（新・中國日本戰爭二）	森　詠著	220元
⑮封鎖台灣（新・中國日本戰爭三）	森　詠著	220元
⑯中國分裂（新・中國日本戰爭四）	森　詠著	220元

・運 動 遊 戲・電腦編號 26

①雙人運動	李玉瓊譯	160元
②愉快的跳繩運動	廖玉山譯	180元
③運動會項目精選	王佑京譯	150元
④肋木運動	廖玉山譯	150元
⑤測力運動	王佑宗譯	150元

・休 閒 娛 樂・電腦編號 27

①海水魚飼養法	田中智浩著	300元
②金魚飼養法	曾雪玫譯	250元
③熱門海水魚	毛利匡明著	480元
④愛犬的教養與訓練	池田好雄著	250元
⑤狗教養與疾病	杉浦哲著	220元
⑥小動物養育技巧	三上昇著	300元

・銀髮族智慧學・電腦編號 28

①銀髮六十樂逍遙	多湖輝著	170元
②人生六十反年輕	多湖輝著	170元

③六十歲的決斷	多湖輝著	170元
④銀髮族健身指南	孫瑞台編著	250元

・飲 食 保 健・電腦編號 29

①自己製作健康茶	大海淳著	220元
②好吃、具藥效茶料理	德永睦子著	220元
③改善慢性病健康藥草茶	吳秋嬌譯	200元
④藥酒與健康果菜汁	成玉編著	250元
⑤家庭保健養生湯	馬汴梁編著	220元
⑥降低膽固醇的飲食	早川和志著	200元
⑦女性癌症的飲食	女子營養大學	280元
⑧痛風者的飲食	女子營養大學	280元
⑨貧血者的飲食	女子營養大學	280元
⑩高脂血症者的飲食	女子營養大學	280元

・家庭醫學保健・電腦編號 30

①女性醫學大全	雨森良彥著	380元
②初爲人父育兒寶典	小瀧周曹著	220元
③性活力強健法	相建華著	220元
④30歲以上的懷孕與生產	李芳黛編著	220元
⑤舒適的女性更年期	野末悅子著	200元
⑥夫妻前戲的技巧	笠井寬司著	200元
⑦病理足穴按摩	金慧明著	220元
⑧爸爸的更年期	河野孝旺著	200元
⑨橡皮帶健康法	山田晶著	180元
⑩33天健美減肥	相建華等著	180元
⑪男性健美入門	孫玉祿編著	180元
⑫強化肝臟秘訣	主婦の友社編	200元
⑬了解藥物副作用	張果馨譯	200元
⑭女性醫學小百科	松山榮吉著	200元
⑮左轉健康法	龜田修等著	200元
⑯實用天然藥物	鄭炳全編著	260元
⑰神秘無痛平衡療法	林宗駛著	180元
⑱膝蓋健康法	張果馨譯	180元
⑲針灸治百病	葛書翰著	250元
⑳異位性皮膚炎治癒法	吳秋嬌譯	220元
㉑禿髮白髮預防與治療	陳炳崑編著	180元
㉒埃及皇宮菜健康法	飯森薰著	200元
㉓肝臟病安心治療	上野幸久著	220元

㉔耳穴治百病	陳抗美等著	250元
㉕高效果指壓法	五十嵐康彥著	200元
㉖瘦水、胖水	鈴木園子著	200元
㉗手針新療法	朱振華著	200元
㉘香港腳預防與治療	劉小惠譯	200元
㉙智慧飲食吃出健康	柯富陽編著	200元
㉚牙齒保健法	廖玉山編著	200元

・超經營新智慧・電腦編號 31

①躍動的國家越南	林雅倩譯	250元
②甦醒的小龍菲律賓	林雅倩譯	220元

・心 靈 雅 集・電腦編號 00

①禪言佛語看人生	松濤弘道著	180元
②禪密教的奧秘	葉逯謙譯	120元
③觀音大法力	田口日勝著	120元
④觀音法力的大功德	田口日勝著	120元
⑤達摩禪106智慧	劉華亭編譯	220元
⑥有趣的佛教研究	葉逯謙編譯	170元
⑦夢的開運法	蕭京凌譯	130元
⑧禪學智慧	柯素娥編譯	130元
⑨女性佛教入門	許俐萍譯	110元
⑩佛像小百科	心靈雅集編譯組	130元
⑪佛教小百科趣談	心靈雅集編譯組	120元
⑫佛教小百科漫談	心靈雅集編譯組	150元
⑬佛教知識小百科	心靈雅集編譯組	150元
⑭佛學名言智慧	松濤弘道著	220元
⑮釋迦名言智慧	松濤弘道著	220元
⑯活人禪	平田精耕著	120元
⑰坐禪入門	柯素娥編譯	150元
⑱現代禪悟	柯素娥編譯	130元
⑲道元禪師語錄	心靈雅集編譯組	130元
⑳佛學經典指南	心靈雅集編譯組	130元
㉑何謂「生」　阿含經	心靈雅集編譯組	150元
㉒一切皆空　般若心經	心靈雅集編譯組	150元
㉓超越迷惘　法句經	心靈雅集編譯組	180元
㉔開拓宇宙觀　華嚴經	心靈雅集編譯組	180元
㉕真實之道　法華經	心靈雅集編譯組	130元
㉖自由自在　涅槃經	心靈雅集編譯組	130元

㉗沈默的教示　維摩經	心靈雅集編譯組	150元
㉘開通心眼　佛語佛戒	心靈雅集編譯組	130元
㉙揭秘寶庫　密教經典	心靈雅集編譯組	180元
㉚坐禪與養生	廖松濤譯	110元
㉛釋尊十戒	柯素娥編譯	120元
㉜佛法與神通	劉欣如編著	120元
㉝悟（正法眼藏的世界）	柯素娥編譯	120元
㉞只管打坐	劉欣如編著	120元
㉟喬答摩・佛陀傳	劉欣如編著	120元
㊱唐玄奘留學記	劉欣如編著	120元
㊲佛教的人生觀	劉欣如編譯	110元
㊳無門關（上卷）	心靈雅集編譯組	150元
㊴無門關（下卷）	心靈雅集編譯組	150元
㊵業的思想	劉欣如編著	130元
㊶佛法難學嗎	劉欣如著	140元
㊷佛法實用嗎	劉欣如著	140元
㊸佛法殊勝嗎	劉欣如著	140元
㊹因果報應法則	李常傳編	180元
㊺佛教醫學的奧秘	劉欣如編著	150元
㊻紅塵絕唱	海　若著	130元
㊼佛教生活風情	洪丕謨、姜玉珍著	220元
㊽行住坐臥有佛法	劉欣如著	160元
㊾起心動念是佛法	劉欣如著	160元
㊿四字禪語	曹洞宗青年會	200元
51妙法蓮華經	劉欣如編著	160元
52根本佛教與大乘佛教	葉作森編	180元
53大乘佛經	定方晟著	180元
54須彌山與極樂世界	定方晟著	180元
55阿闍世的悟道	定方晟著	180元
56金剛經的生活智慧	劉欣如著	180元

・經 營 管 理・電腦編號 01

◎創新經營管理六十六大計（精）	蔡弘文編	780元
①如何獲取生意情報	蘇燕謀譯	110元
②經濟常識問答	蘇燕謀譯	130元
④台灣商戰風雲錄	陳中雄著	120元
⑤推銷大王秘錄	原一平著	180元
⑥新創意・賺大錢	王家成譯	90元
⑦工廠管理新手法	琪　輝著	120元
⑨經營參謀	柯順隆譯	120元

國家圖書館出版品預行編目資料

醫藥與生活（二）／鄭炳全著，
—初版—臺北市，大展，〔1998〕民 87
面；21 公分—（健康天地；89）
ISBN 957-557-820-1（平裝）
1. 醫學—通俗作品　2. 藥理學—通俗作品
3. 健康法

410　　　　87005643

醫藥與生活(二)

ISBN 957-557-820-1

著 作 者／鄭　炳　全
發 行 人／蔡　森　明
出 版 者／大展出版社有限公司
社　　址／台北市北投區（石牌）致遠一路二段 12 巷 1 號
電　　話／(02) 28236031・28236033
傳　　真／(02) 28272069
郵政劃撥／0166955—1
登 記 證／局版臺業字第 2171 號
承 印 者／國順圖書印刷公司
裝　　訂／嶸興裝訂有限公司
排 版 者／千兵企業有限公司
電　　話／(02) 28812643
初版1刷／1998 年（民 87 年）7月

定　　價／200 元

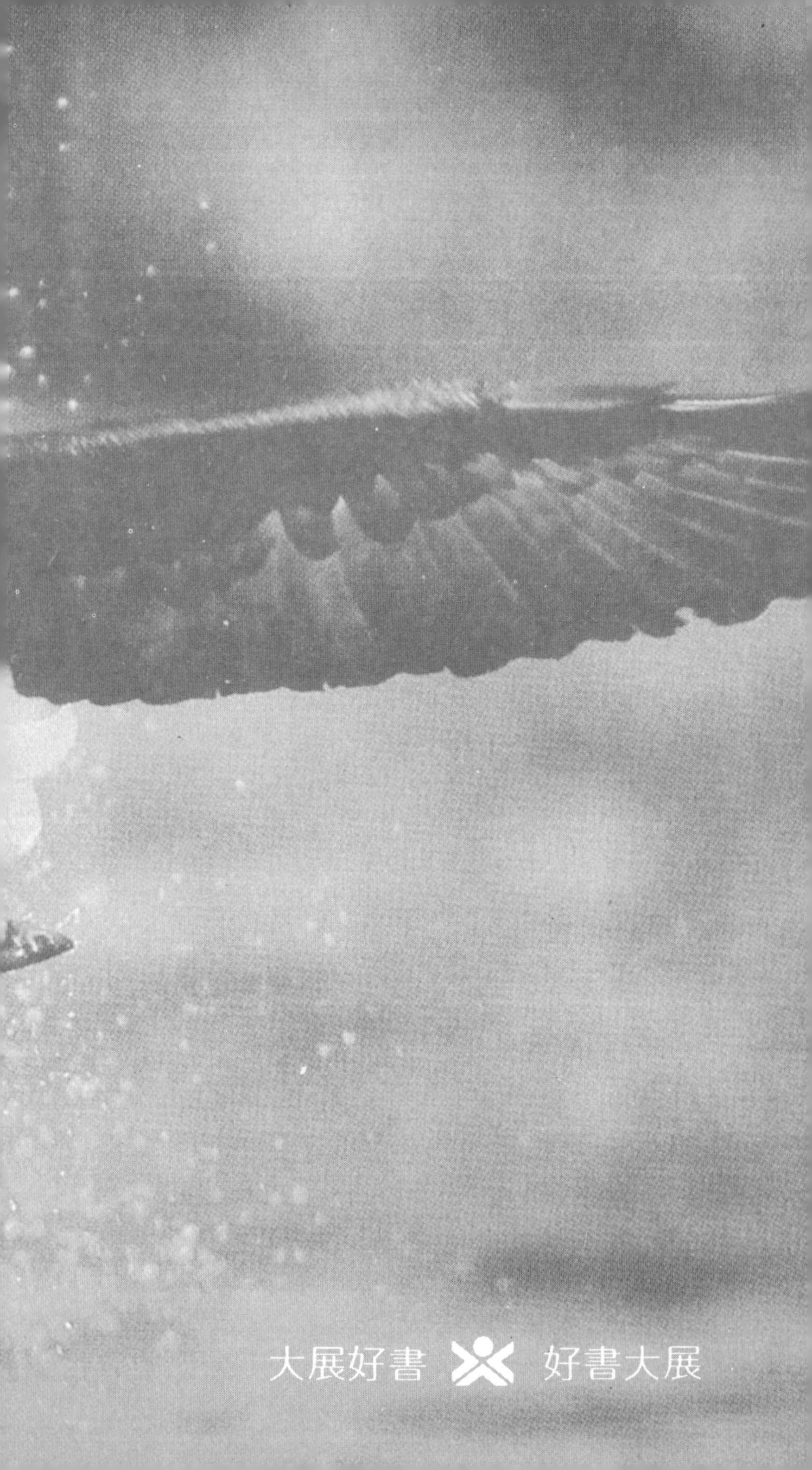
大展好書 好書大展

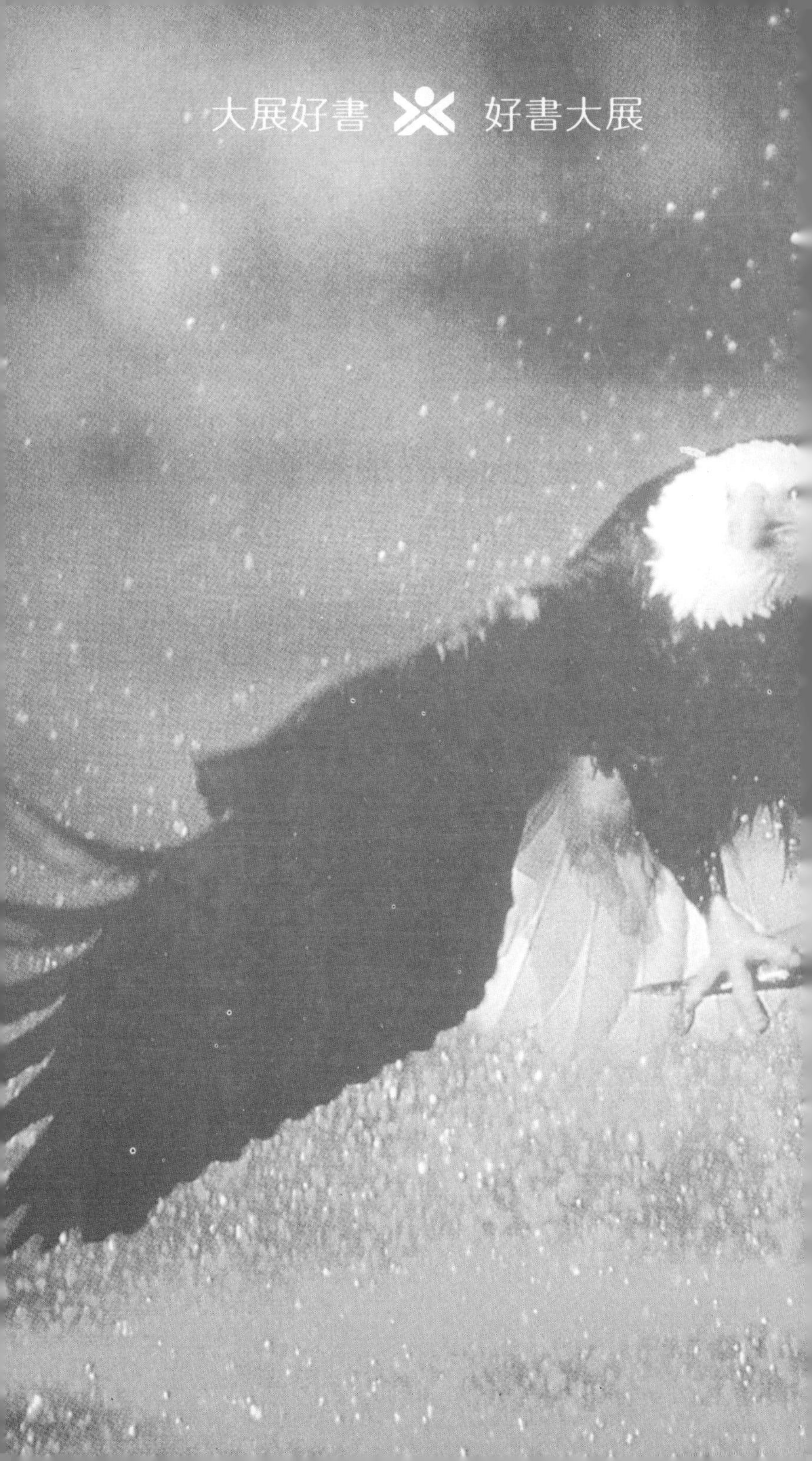
大展好書 好書大展